ÉTUDE

SUR LES

ACCIDENTS HÉPATIQUES

DE LA SYPHILIS

CHEZ L'ADULTE

PAR

Le Dr Lucien LACOMBE,
Ancien interne des hôpitaux de Paris,
Membre de la Société anatomique.

PARIS
ADRIEN DELAHAYE, LIBRAIRE-ÉDITEUR
PLACE DE L'ÉCOLE-DE-MÉDECINE

1874

ÉTUDE

SUR LES

ACCIDENTS HÉPATIQUES

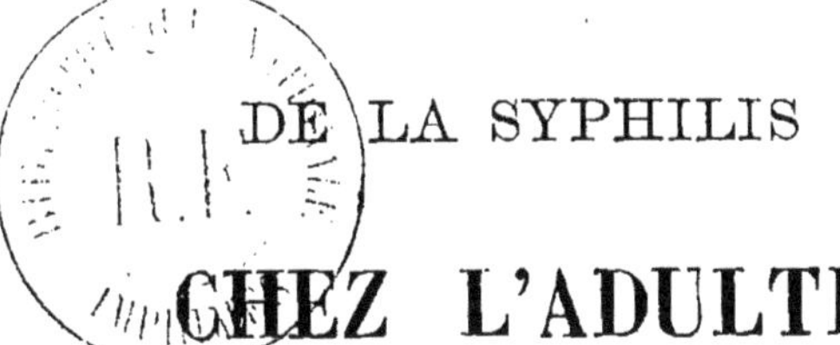

DE LA SYPHILIS

CHEZ L'ADULTE

PAR

Le Dr Lucien LACOMBE,
Ancien interne des hôpitaux de Paris,
Membre de la Société anatomique.

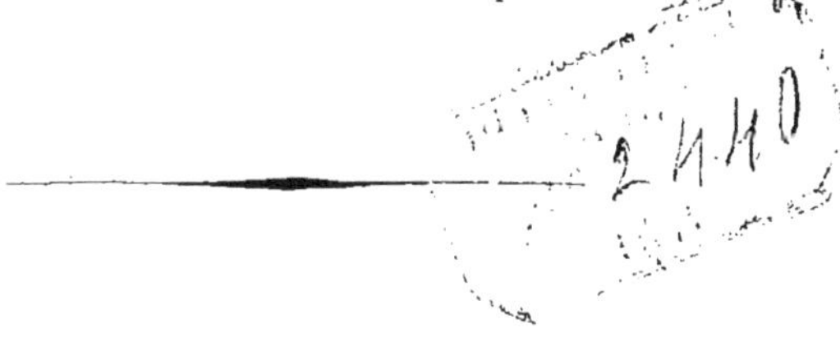

PARIS
LIBRAIRIE ADRIEN DELAHAYE
PLACE DE L'ÉCOLE-DE-MÉDECINE

1874

ÉTUDE

SUR LES

ACCIDENTS HÉPATIQUES

DE LA SYPHILIS

CHEZ L'ADULTE

HISTORIQUE.

La syphilis hépatique est tout à la fois une vieille et une nouvelle question. Les médecins qui suivirent la Renaissance, et qui eurent sous les yeux les grandes épidémies de vérole des XVe et XVIe siècles, appliquèrent toutes les forces de leur imagination à rechercher les causes de ce terrible fléau. Et ceux d'entre eux qui bornèrent leur étude aux influences terrestres, durent nécessairement puiser leurs explications dans la physiologie de leur époque, qu'ils tâchaient d'accommoder aux phénomènes morbides qu'ils observaient. La doctrine galénique était alors florissante, et le foie possédait encore ce rôle prédominant dans les fonctions de la vie, qui le rendait justifiable de la plupart de leurs altérations. On en vint tout naturellement à lui attribuer le siége d'une maladie qui portait à l'économie de si graves atteintes, semblait corrompre toutes les humeurs (*corripit omnes particulas corporis*), et jetait peu à peu dans le marasme les sujets qui en étaient atteints. Et d'ailleurs, le mécanisme était bien simple : « Dilatatæ (venæ) admittunt saniem illam et materiam gallicam ; et quia venæ istæ pertingunt ad hepar, non ad cor, ideo primo et per se hepar inficitur. » Ainsi parle Fallope en son traité *De morbo gallico*, et il ajoute que son opinion est partagée par nombre de médecins, Ant. Musa, Brassavola, Montanus, etc., etc. Il y avait cependant des dissidents, et ceux-ci, suivant une voie plus rationnelle, se fondaient sur ce que dans les autopsies qu'ils avaient faites, ils n'avaient pas trouvé de lésion du foie. Ainsi s'engagea une discussion qui dura plus d'un siècle, mais dont l'ardeur s'éteignit peu à peu à mesure que l'observation des faits vint prendre la place de théories surannées. Sans aucun parti pris, Morgagni (1) déclara qu'il n'avait jamais vu le foie *vicié* chez des sujets syphilitiques qui présentaient cependant des lésions du poumon et des reins; Astruc (2) admit dans la syphilis *des obstructions* et *des engorgements* du foie qui pouvait devenir *induré* ou *squirrheux*. Au commencement du siècle, Portal (3) avait remarqué la précocité des lésions hépatiques dans la syphilis fœtale et infantile, l'hypertrophie et l'induration lardacée du foie syphilitique, l'heureuse influence du traitement mercuriel. Néanmoins personne ne son-

(1) Morgagni, lett. 58, § 14.
(2) Traité des maladies vénériennes.
(3) Maladies du foie. Paris, 1813.

geait plus à la syphilis viscérale lorsqu il y a une trentaine d'années, Ricord (1) décrivit dans le foie des lésions qu'il compara aux gommes sous-cutanées, et qu'il tenta pour cette raison de rattacher à la syphilis. Vers la même époque Rayer (2) remarquait que, dans presque tous les cas de néphrite albumineuse chronique observée chez des syphilitiques, le foie était altéré ; comme il avait observé « de semblables maladies du foie, sans lésions rénales, chez des individus atteints de syphilis constitutionnelle, » il en concluait que dans ces cas la lésion hépatique était due à la cachexie vénérienne.

En 1849 paraît le premier mémoire de Dittrich (3), et l'on peut dire que de cette époque datent les nouvelles assises de la syphilis hépatique ; elle s'établit désormais sur une base positive (46 observations), et toutes les recherches consécutives ne font que consolider et parfaire l'œuvre du médecin de Prague. Trois années plus tard, Gubler (4) publiait son mémoire sur la syphilis hépatique infantile héréditaire, et joignait à l'observation anatomique l'étude des manifestations cliniques. Depuis lors beaucoup de praticiens tant en France qu'à l'étranger ont apporté leur pierre à l'édifice ; c'est le résultat de leurs travaux que nous aurons à exposer; citons seulement les noms principaux: Quélet, en 1856 (5), Lecontour, en 1858 (6), ont soutenu leur thèse inaugurale sur la syphilis du foie. A

(1) Clinique iconographique.
(2) Traité des maladies des reins.
(3) Prager vierteljahrschrift, 1849.
(4) Gaz. méd. de Paris, 1852.
(5) Th. de Strasbourg.
(6) Th. de Paris.

la même époque Virchow publiait dans le tome XV de ses Archives un travail considérable sur la syphilis constitutionnelle, dans lequel les accidents hépatiques tiennent une large place ; ou en trouvera du reste toute la substance dans son traité des tumeurs, dont M. P. Aronsshon a donné une traduction française. Virchow se plaçait surtout au point de vue de l'anatomie et de la physiologie générales ; dans deux mémémoires, riches de faits cliniques (1), Leudet, de Rouen, étudia les manifestations symptomatiques de la syphilis viscérale ; il en fit ressortir les principaux caractères, et montra tout ce qu'il y avait de varié et d'inattendu dans la clinique de ces maladies. Le traité de Frerichs (2) renferme un chapitre spécial sur la syphilis hépatique ; et M. Lancereaux, dont l'expérience en ces matières est consommée, nous a tracé (3) tout récemment une histoire didactique de la maladie : ses conclusions sont motivées sur un grand nombre d'observations personnelles. Enfin les recherches de MM. Cornil et Ranvier (4) sur le développement histologique des gommes complètent, en les éclairant, les descriptions anatomiques de ces tumeurs. Nous ne pouvons, en terminant, négliger de mentionner la riche collection de faits épars dans les Bulletins de la Société anatomique ; c'est une source précieuse à laquelle les descriptions nosographiques puisent toujours avec profit, et qui fournit des éléments de discusssion sur presque tous les points de la question qui nous occupe.

(1) Monit. des sciences médic., 1860, et Arch. de méd., 1866.

(2) Maladies du foie.

(3) Traité historique et prat. de la syphilis (2e édition).

(4) Manuel d'histologie pathologique.

Grâce à tous ces matériaux, la syphilis hépatique est aujourd'hui bien établie : nous devons pourtant signaler l'opinion de M. Armand Desprès, qui a écrit récemment un livre sur la syphilis, et pour lequel, malgré tant de preuves accumulées, les lésions syphilitiques du foie chez l'adulte seraient encore à démontrer.

PARTIE ANATOMIQUE.

On s'accorde généralement sur ce point, que la syphilis peut provoquer dans le foie deux ordres de lésions : dans le premier cas, ce serait une hyperplasie simple, inflammatoire du tissu conjonctif de l'organe, une sorte de cirrhose générale ou limitée avec ses conséquences ordinaires ; dans le second cas, il y aurait production de tumeurs spécifiques au sein du parenchyme hépatique, et ces tumeurs qui ne sont point propres au foie, prennent, là comme ailleurs, le nom de gommes. Mais Frerichs admet une troisième forme de syphilis hépatique : c'est la dégénérescence dite cérumineuse, amyloïde ou lardacée. Nous verrons que celle-ci, si fréquente en effet dans la cachexie syphilitique, ne lui appartient pas exclusivement ; de plus, elle existe rarement seule, et peut être considérée comme une complication de nos deux ordres de lésions. Virchow semble vouloir faire une forme particulière de la périhépatite ; mais il se hâte avec raison d'ajouter qu'elle est toujours liée à l'une des deux autres formes ; du reste elle rentre, par ses caractères anatomiques, dans la forme hyperplasique simple, car elle n'est qu'un épaississement par irritation de la capsule de Glisson, avec propagation au péritoine voisin du travail irritatif. M. Lancereaux, après avoir décrit l'hépatite interstitielle et l'hépatite gommeuse, traite, dans un chapitre séparé, des « dépressions et cicatrices syphilitiques du foie »; mais il les regarde comme toujours consécutives aux deux premières lésions.

C'est donc toujours deux formes que nous avons sous les yeux, deux formes qui se lient plutôt qu'elles ne s'excluent entre elles : l'une se rapprochant beaucoup du processus cirrhotique ordinaire ; l'autre, débutant de la même manière, mais avec ses tendances propres, et aboutissant par une marche fatale à des lésions qui ont une marque caractéristique. Nous pensons toutefois qu'on a eu tort d'établir entre ces deux formes une séparation si nettement tranchée; mais pour les besoins de la description, nous sommes obligé de les étudier successivement; nous indiquerons ensuite quelles sont leurs complications les plus ordinaires, et dans le chapitre suivant, embrassant et discutant l'ensemble des lésions syphilitiques du foie, nous montrerons comment, au point de vue pathogénique, il convient de les interpréter.

CHAPITRE PREMIER.

DESCRIPTION DES FAITS.

1° *Hépatite interstitielle simple.*

Syphilis infiltrée.

Lorsqu'on veut enlever un foie atteint d'hépatite syphilitique de la loge qui le contient, on est ordinairement arrêté par des adhérences solides qu'a contractées la capsule d'enveloppe avec les organes voisins. Ces adhérences, plus marquées au voisinage du ligament suspenseur, siégent de préférence sur la face convexe qu'elles unissent solidement au diaphragme ; mais on peut aussi les rencontrer sur la face concave et sur les bords : dans ces cas, on a beaucoup de peine à séparer le foie de l'intestin, de la rate, ou même du rein correspondant. Ces néoformations répondent évidemment à une périhépatite plus ou moins généralisée, dont les produits se consolident par leur évolution naturelle ; mais celle-ci se distingue de la périhépatite vulgaire, en ce qu'elle est toujours liée à une lésion analogue dans l'épaisseur de l'organe. En effet, il est facile de voir, lorsqu'on a isolé le foie, que les lambeaux des adhérences rompues ne sont pas répartis indistinctement, et comme au hasard, sur la capsule d'enveloppe ; ils ont leur place indiquée par la forme même de la surface qui les supporte. Celle-ci loin d'être lisse et unie, comme à l'état normal, présente des inégalités qui méritent de nous arrêter un instant. Tantôt ce sont de simples sillons déprimés, circonscrivant des lobes saillants, globuleux, et rappelant l'aspect de la cirrhose vulgaire, avec cette différence toutefois que les parties circonscrites sont habituellement plus volumineuses et non granulées ; ces sillons sont quelquefois assez profonds pour séparer presque complètement ces parties du reste de l'organe, et constituer comme des lobes supplémentaires. M. Lancereaux compare cet état lobulé à celui du rein des jeunes veaux ; il faut remarquer toutefois qu'il n'est pas spécial à la syphilis, comme le prouve l'observation 44 de Frerichs. D'autres fois au contraire, et nous avons pu en observer un bel exemple, la surface de la glande hépatique est d'une façon générale lisse et uniforme; elle peut même se recouvrir de plaques blanches, nacrées, qui sont un épaississement de la capsule de Glisson; mais de distance en distance, cette uniformité est rompue par des dépressions plus ou moins profondes; ces dépressions ressemblent tout à fait à d'anciennes cicatrices; elle sont inégales, froncées, et envoient des plis radiés qui s'effacent en mourant sur les parties voisines. Elles se voient surtout sur la face convexe; mais elles peuvent exister aussi sur la face inférieure, et il n'est pas rare de voir les bords eux-mêmes interrompus par une échancrure large et profonde qui ne peut s'expliquer que par une perte de substance.

C'est au niveau des dépressions cicatriformes qu'existent de préférence les adhérences solides dont nous avons parlé; c'est là le point de départ de l'irritation propagée d'un côté au péritoine, de l'autre aux parties profondes du foie.

D'après ce que nous venons de dire, on comprend facilement que la forme générale de l'organe est très-variable; elle est le plus souvent assez modifiée pour que M. Lancereaux ait cru pouvoir faire de ces modifications une lésion caractéristique de la syphilis hépatique. Nous croyons cependant qu'il ne faut pas trop généraliser ce caractère; car il arrive parfois, même chez l'adulte, ainsi que nous l'avons nous-même observé, qu'il y a hypertrophie générale et régulière de l'organe, et que le foie, tout en étant volumineux, conserve sa forme normale. Plus souvent toutefois, surtout si l'on a affaire à une période avancée de la maladie, on observe ces déformations sur lesquelles insiste particulièrement M. Lancereaux. C'est alors tantôt le lobe droit qui est hypertrophié, à surface inégale, et descend jusques près de l'ombilic, tandis que lobe gauche est ratatiné et réduit à une mince languette; tantôt et plus rarement c'est le gauche qui est anormalement développé, tandis que le lobe droit est atrophié et transformé en une petite tumeur fibreuse(1). On comprend du reste qu'il est bien d'autres déformations possibles; mais il est à remarquer qu'en général, comme l'avait déjà observé M. Leudet, en même temps qu'une partie du foie s'atrophie, il se fait dans les autres parties une sorte d'hypertrophie compensatrice, et cela explique dans une certaine mesure les formes latentes de la maladie, le tissu glandulaire restant en quantité suffisante pour l'accomplissement des fonctions hépatiques.

Quant au volume du foie, il est aussi très-variable selon l'âge et l'étendue de la lésion, et l'on ne peut guère, sous ce rapport, poser de règle absolue. Disons cependant qu'au début de l'hépatite interstitielle on observe habituellement une hypertrophie partielle ou générale, selon que l'hyperplasie conjonctive est elle-même partielle ou générale ; plus tard les nouveaux éléments condensés en tissu fibreux se rétractent et compriment en l'étouffant le parenchyme glandulaire; on pourra alors assister, comme dans la cirrhose commune, à une période atrophique. Mais cette succession d'états souffre des exceptions ; et parmi celles-ci, nous

(1) Dittrich, 2e mémoire, obs. 14.

devons principalement signaler les cas qui se compliquent d'altération graisseuse des cellules et surtout de dégénérescence amyloïde, laquelle est presque toujours accompagnée d'hypertrophie. Une autre exception serait constituée par le fait suivant que nous croyons avoir observé : chez un sujet portant des lésions hépatiques déjà anciennes et arrivées à la période rétractile, il pourrait se faire une nouvelle poussée de syphilis interstitielle généralisée qui ramènerait une nouvelle augmentation de volume. En résumé, sur dix-sept cas d'hépatite syphilitique, Frerichs trouva quatre fois le volume du foie diminué, sept fois le volume normal, et six fois le volume augmenté : sur ces six derniers cas, il y en avait cinq avec dégénérescence cérumineuse.

Si nous étudions maintenant les lésions dans l'épaisseur du foie, nous verrons qu'il y a peu de chose à ajouter à ce que nous avons déjà dit : c'est la continuation du même travail, qui paraît avoir le plus souvent, dans les formes partielles, son point de départ à la surface. En faisant une section au niveau d'un simple sillon, on trouvera qu'il est déterminé par une bande fibreuse plus ou moins épaisse, qui peut aller jusqu'aux sillons voisins ; si la section est perpendiculaire à une dépression cicatricielle, le fond de celle-ci nous apparaîtra constitué par une couche de tissu grisâtre, très-résistant, épaisse ordinairement de plusieurs millimètres ; de cette couche partent en divergeant plusieurs travées fibreuses qui s'irradient en s'effilant dans l'épaisseur de la glande, dont elles compriment plus ou moins le tissu selon qu'elles ont plus ou moins accompli leur travail de rétraction ; en général cependant les parties centrales ne sont pas étranglées comme dans la cirrhose alcoolique. Si l'on suppose plusieurs dépressions cicatricielles envoyant chacune ses rameaux divergeants dans l'intérieur du parenchyme, on se représentera facilement celui-ci parcouru en tous sens par des cloisons fibreuses qui le divisent en lobes irréguliers; celles-ci suivent de préférence les troncs vasculaires et aboutissent en général, comme à une origine commune, aux dépressions de la surface. Cependant, M. Lancereaux a décrit et figuré des cicatrices fibreuses radiées, dont le centre paraissait occuper l'épaisseur du foie. Entre les cloisons fibreuses, la substance hépatique a pris ordinairement un aspect anormal; sa coloration est plus foncée, quelquefois jaunâtre; elle a l'éclat d'un verni et la consistance du lard, elle est parfois semée de noyaux plus denses, grisâtres, irréguliers, plus ou moins gros, criant sous le scalpel; en étudiant sa texture, nous verrons à quoi on peut attribuer ces modifications.

Il est une autre forme d'hépatite interstitielle que nous ne pouvons passer sous silence, bien qu'elle soit beaucoup plus fréquente chez l'enfant que chez l'adulte; c'est celle que Virchow a appelée *hypertrophie générale avec induration*, et qui a été si bien décrite par M. Gubler comme une forme hépatique de syphilis héréditaire: « Le foie, dit M. Gubler, plus « volumineux qu'à l'état normal, est turgide, globu- « leux, élastique, dur, difficile à entamer avec les « doigts qui finissent par le déchirer sans laisser au- « cune impression à sa surface. Modifié dans toute son « étendue ou seulement dans certains points, il pré- « sente une coloration jaune particulière, comparable

« à certaines pierres à fusil, et dans quelques cas, il « est parsemé de petits grains blancs opaques, ayant « l'aspect de grains de semoule. » Si l'on pousse une injection dans le foie, on observe bientôt que toutes les parties modifiées restent imperméables, ce qui tient à ce que leurs capillaires sont oblitérés par la prolifération conjonctive. Habituellement la capsule n'est pas épaissie, ou plutôt son épaississement manque de résistance ; mais elle présente souvent de larges taches irrégulières, peu ou point saillantes, d'un blanc grisâtre, qui offrent à la coupe une certaine épaisseur, et dont la substance paraît se continuer insensiblement avec les portions plus profondes dans lesquelles on voit des stries vasculaires et des taches de même aspect. Quant aux grains opaques, leur forme n'est pas toujours arrondie ; elle est souvent irrégulière et sans contour bien limité ; et leur coloration varie du gris rosé au blanc jaunâtre. Ces différences répondent sans doute aux divers stades de leur évolution.

Lésions miscroscopiques. — Elles portent sur le tissu interstitiel et sur les éléments glandulaires.

1° *Tissu interstitiel.* — Il est facile de voir, par l'espace qu'il occupe dans le champ microscopique, qu'il est le siége principal des altérations ; il a subi presque partout une irritation hyperplastique dont les produits ne sont pas également disséminés, de sorte qu'on peut le plus souvent y distinguer deux formes de cirrhose qui répondent aux diverses lésions perceptibles à l'œil nu : une cirrhose rubanée et une cirrhose diffuse; rarement une de ces formes existe seule. La première est constituée par des trousseaux fibreux qui se dirigent en divers sens ; quelques-uns se coupent sous un angle variable; et ils aboutissent presque tous à la surface du foie où ils viennent se confondre avec la capsule épaissie. Dans leur trajet, ces rubans fibreux ne suivent pas, comme dans la cirrhose commune, la périphérie des lobules ; mais, outre qu'ils sont beaucoup plus épais, ils s'avancent brutalement à travers le tissu glandulaire, tantôt côtoyant un lobule, tantôt le traversant et, dans ce cas, le divisant en deux ou plusieurs portions inégales. Ils sont surtout constitués par des fibrilles réunies en un tissu dense et serré; mais il n'est pas rare d'y trouver aussi des noyaux seuls ou entourés d'une petite masse protoplasmique : ces derniers éléments sont tantôt disposés en petits amas irréguliers, tantôt échelonnés le long des vaisseaux ; dans l'épaisseur des travées fibreuses, on aperçoit un grand nombre d'orifices vasculaires sanguins et lymphatiques, ainsi que des canaux biliaires ; d'autres fois les vaisseaux sont coupés longitudinalement et ils forment alors des espaces étroits et allongés au milieu du tissu ambiant.

Notre ami M. Hayem, qui étudie actuellement les différentes formes de la cirrhose hépatique, et qui a bien voulu examiner au microscope les foies syphilitiques que nous avons recueillis, y a observé une lésion spéciale dont personne, à notre connaissance, n'avait encore fait mention (1) : c'est une péri-lymphangite, qu'on pourrait comparer à la lymphangite noueuse qu'on observe dans l'épaisseur de la peau. On remarque, en effet, que parmi les orifices disséminés sur les bandes fibreuses beaucoup appartien-

(1) V. les observ. 7, 8 et 9.

nent à des lymphatiques : ceux-ci ont augmenté de nombre, beaucoup sont dilatés et entourés comme d'un manchon de substance conjonctive. Lorsque le lymphathique est coupé perpendiculairement à son axe, il apparaît comme un petit nodus fibreux, arrondi, dont le centre est occupé par un orifice ; d'autres fois le vaisseau est coupé plus ou moins parallèlement à son axe, et alors on voit dans l'épaisseur d'un tractus fibreux comme une simple fente, souvent élargie à l'une de ses extrémités, et dont la lumière est tantôt vide, tantôt remplie d'un exsudat granuleux et de quelques cellules. Cette inflammation périlymphatique se retrouve dans l'épaisseur de la capsule de Glisson, et elle est la même dans beaucoup de foies atteints de lésions syphilitiques. Quant aux vaisseaux sanguins, ils sont en grande partie comprimés ou oblitérés par le tissu qui les entoure ; cependant ils peuvent, au contraire, être dilatés en certains points, ce qui est dû peut-être à une fluxion collatérale supplémentaire ; ils sont parfois infiltrés de substance amyloïde. Les canaux biliaires n'offrent, en général, rien de particulier.

Mais la disposition, la plus importante peut-être, de l'hyperplasie interstitielle consiste en ce que, au lieu d'être uniquement périlobulaire, elle pénètre en général jusque dans l'intérieur du lobule, entre les trabécules qui le constituent : les cellules hépatiques se trouvent ainsi dissociées et parfois comme égrenées une à une au milieu de masses embryonnaires de tissu conjonctif. En 1869, MM. Cornil et Ranvier (1)

(1) Loc. cit., p. 193.

avaient signalé cette cirrhose intra-lobulaire comme spéciale à la syphilis ; tout récemment M. Ranvier nous déclarait qu'il serait aujourd'hui peut-être un peu moins affirmatif, mais que néanmoins il croyait encore cette assertion applicable à la grande majorité des cas. Nous pensons, en effet, qu'on courrait le risque d'un démenti si l'on voulait tout à fait généraliser ce caractère ; et nous en avons la preuve dans les observations que vient de publier M. Hayem (1), relatives à la cirrhose hypertrophique. Dans ces cas, où il n'y avait nulle raison de faire intervenir la syphilis, M. Hayem a trouvé une hyperplasie intra-lobulaire des plus manifestes ; cependant ses observations présentent avec l'hépatite syphilitique des différences sur lesquelles nous reviendrons plus loin.

2° *Éléments glandulaires.* — Nous avons déjà dit que les acini étaient quelquefois à peine comprimés par les cloisons fibreuses ; mais plus souvent ils sont tellement déformés qu'il devient impossible de les délimiter. Ils forment alors plusieurs groupes cellulaires inégaux, sans forme régulière, qui surnagent au milieu de la transformation fibreuse générale : rarement les cellules qui les constituent sont restées normales ; presque toujours elles sont atrophiées à des degrés différents et tendent à disparaître. D'autres fois elles sont comme gonflées par la présence de vésicules graisseuses qui remplissent leur cavité ; cette altération peut n'être pas générale, et, sur un de nos foies, on voyait, au centre

(1) Archives de physiologie, janvier 1874.

des lobules restés d'ailleurs à peu près sains, un groupe de cellules devenues tout à fait graisseuses. Dans les cas très-avancés, il n'y a plus aucun amas cellulaire, mais seulement quelques cellules isolées au nombre de huit à dix dans le champ microscopique. Outre la transformation graisseuse, on peut encore observer, dans les cellules hépatiques, l'atrophie pigmentaire et la dégénérescence amyloïde.

2° *Hépatite gommeuse.*

Syphilis nodulaire.

L'histoire des gommes du foie, encore fort incomplète, est de date récente. Les premiers médecins qui les observèrent et en firent mention, tout en les décrivant avec les caractères qui leur sont propres, ne les rattachèrent point à leur véritable origine. Les uns, comme Oppolzer et Bochdalek, crurent à des cancers guéris; Budd qui les étudia avec soin, et en fit sans s'en douter une bonne description, crut avoir affaire à une lésion des voies biliaires, et il les décrivit comme de simples dilatations enkystées de ces conduits (Enkysted knotty tumors), remplies de matière colorante et de produits caséeux. D'autres les ont considérées comme des tubercules, et on trouverait certainement dans les auteurs classiques plus d'une observation de lésions du foie prétendues tuberculeuses qui devraient être rapportées à la syphilis. Ricord avait soupçonné la nature syphilitique de ces lésions, et, en 1842, il décrivit et figura une sorte de tumeur hépatique qu'il comparait au tubercule syphilitique des tissus souscutanés. Mais ce n'est qu'en 1850 que Dittrich de

Prague les ramena définitivement à leur véritable origine; il est vrai qu'il s'égara complètement sur leur nature anatomique; il regarda les gommes du foie eomme des produits non organisés : c'était, pour lui, une simple exsudation qui s'enkystait dans le tissu hépatique, et y persistait à l'état de corps étranger. L'erreur de Dittrich fut bientôt redressée, et Virchow (1) s'attacha à démontrer que les lésions décrites par Dittrich constituaient une véritable néoplasie, formée aux dépens du tissu hépatique interstitiel; et que ce défaut apparent d'organisation correspondait seulement à la période régressive de la néoplasie.

La gomme du foie se présente en effet sous différents aspects, selon l'époque de son évolution; et la plupart des descriptions qu'on en a données se rapportent à des gommes anciennes dont l'évolution est terminée : comme au début elles ne constituent pas une maladie mortelle, ce n'est que par accident qu'on peut les observer plus tôt. MM. Ranvier et Cornil ont pu, grâce à une épidémie de choléra, les etudier en voie de formation et ont ainsi ajouté une page importante à leur histoire (2). Au début, elles apparaîtraient à l'œil nu comme de petits îlots de forme irrégulière et sans limites précises, constitués par « un tissu gris rosé plus ou moins vasculaire, sans suc. » (Cornil et Ranvier.) A ce moment, elles ne sont point enkystées, mais se continuent sans démarcation avec le tissu ambiant; celui-ci cependant serait toujours préalablement atteint, mais les lésions qu'on y observe doivent être étudiées au microscope, et nous en parlerons

(1) Virchow's Arch., t. XV.

(2) Manuel d'histologie pathologique, 1re partie.

tout à l'heure. Avec le temps la tumeur se développe, ses parties centrales dégénèrent, les lésions s'accusent davantage dans le reste de l'organe, et le foie offre alors cet aspect décrit par tous les auteurs. Nous ne reviendrons pas sur les déformations dont nous avons parlé dans le chapitre précédent; elles sont ici les mêmes. Quant aux tumeurs gommeuses, lorsqu'elles sont superficielles, ce qui est le cas le plus rare, elles forment à la surface du foie des saillies de volume inégal, de forme globuleuse, reliées au diaphragme par une péritonite adhésive. Si on les divise par une section, on trouve que ces saillies sont constituées au centre par une substance d'un blanc jaunâtre, sèche, le plus souvent dure, et criant sous le scalpel comme un tissu lardacé, rarement granuleuse et tout à fait désagrégée. Ces caractères de sécheresse et de dureté sont très-importants, parce qu'ils permettent de distinguer les gommes, au premier abord, de produits plus ou moins analogues, les tubercules, les infarctus, etc. A la périphérie existe une couche de tissu fibreux riche en vaisseaux : cette couche forme comme une capsule d'un gris rougeâtre autour de la tumeur dont elle paraît favoriser la résorption, et elle permettrait même quelquefois de l'énucléer.

Toutefois, les gommes sont plus fréquentes dans les parties profondes qu'à la superficie, et alors elles siégent presque toujours dans l'épaisseur des travées fibreuses : lorsqu'elles sont très-anciennes, elles constituent là de véritables dépôts de matière dégénérée, renfermés dans une coque fibreuse rétractile qui les enkyste, et où ils persistent désormais à l'état de masse inerte. La figure 62 du *Traité des tumeurs* de

Virchow représente un fait de ce genre : on y voit, sur une coupe antéro-postérieure du foie, le lobe gauche entièrement séparé du lobe droit par une masse fibreuse, épaisse de plusieurs centimètres, qui va depuis le ligament suspenseur jusqu'à la veine porte : dans cette masse sont enchâssés des dépôts caséeux de différente grandeur, à bords irréguliers et anfractueux, dans lesquels toute trace d'organisation semble avoir disparu. Mais les gommes peuvent se terminer par une résorption complète, et on observe alors à leur place ces cicatrices radiées dont nous avons parlé plus haut. M. Lancereaux a aussi rencontré leur transformation crétacée, et ainsi s'expliqueraient certaines concrétions pierreuses du foie, dont font mention quelques anciens, entre autres Morgagni (1). Le volume des gommes est très-variable, depuis celui d'un grain de millet jusqu'à celui d'une noix ou même d'un œuf ; en général, lorsqu'elles sont petites, elles sont multipliées et sans capsule fibreuse. Leur forme est le plus souvent arrondie, mais cela n'a rien d'absolu. L'hépatite gommeuse est toujours accompagnée, dans une certaine mesure, de l'hépatite interstitielle simple que nous avons déjà décrite : celle-ci peut être partielle et, dans ce cas, limitée au voisinage de la gomme, ou générale avec atrophie ou hypertrophie.

La tumeur gommeuse, dans le foie, ne saurait être confondue, même à l'œil nu, ni avec le cancer marronné qui est vasculaire, sans capsule fibreuse, et sans adhérences avec les organes voisins, ni avec les tubercules qui s'y présentent presque toujours à l'état

(1) Morgagni, lett. XXXVIII, § 52.

de production miliaire; on serait d'ailleurs éclairé, dans ce cas, par l'examen d'autres organes notamment des poumons : Virchow cite, comme ayant pu donner le change, un cas de tumeur vermineuse (œufs d'entozoaires) située à la surface du foie.

La durée de l'évolution naturelle des gommes est difficile à déterminer, car elles ne se révèlent pas toujours pendant la vie à l'observateur; et d'un autre côté, lorsqu'il existe des symptômes, ceux-ci peuvent persister par le fait de lésions concomitantes ou consécutives (brides, cicatrices), bien que la gomme ait terminé son évolution, et soit complètement résorbée. Si l'on songe, en outre, que l'heureuse influence du traitement vient souvent entraver la marche des lésions, on reconnaîtra qu'il est le plus souvent impossible d'assigner une durée exacte à leur développement.

Et cependant on peut affirmer que dans certaines conditions il peut se faire assez rapidement : la preuve en est fournie par certains faits de syphilis héréditaire dans lesquels on a trouvé des gommes hépatiques peu de temps après la naissance : nous citerons entre autres ceux de MM. Wedl et Lanceraux (1) relatifs à des nouveau-nés, et celui qu'a observé M. Proust (2) chez une petite fille âgée de six semaines.

Description histologique. — Nous empruntons à MM. Ranvier et Cornil les détails qui suivent sur la structure des gommes en voie de développement.

Suivant ces auteurs, il y aurait toujours, ainsi que nous l'avons dit, hyperplasie préalable du tissu

(1) Lancereaux, loc. cit., p. 423.

(2) Bulletins de la Société anatomique, 1861.

interstitiel soit générale, soit seulement dans les parties où doit se former la tumeur : ce serait là comme une première phase de son développement, et celui-ci n'est peut-être que la continuation exagérée du même processus. Quoi qu'il en soit, on voit alors sur certains points les cellules conjonctives se multiplier extraordinairement; il en résulte qu'elles sont petites, pressées les unes contre les autres, et dans des conditions qui les font bientôt dégénérer : il se forme ainsi « de petits nodules ou îlots irréguliers dans lesquels les cellules centrales plus anciennes sont atrophiées et granuleuses, tandis que les cellules périphériques sont plus volumineuses et présentent les caractères des cellules embryonnaires ; la substance fondamentale est vaguement fibrillaire, et ressemble au tissu conjonctif. » Chacun de ces petits îlots paraît avoir son centre de formation et il est séparé des autres par du tissu conjonctif riche en vaisseaux et par des granulations graisseuses; les vaisseaux circulent même dans l'intérieur des nodules; ils sont très-perméables, et on y trouve encore des globules sanguins lorsque le processus atrophique est commencé ; c'est là un caractère distinctif de la plus haute importance, car il permet, dès le début, de distinguer la gomme du tubercule. Dans celui-ci, en effet, les vaisseaux sont toujours oblitérés.

A cette période, la gomme n'est pas encore entourée d'une couche fibreuse qui l'isole entièrement du tissu hépatique ambiant; mais elle se continue insensiblement à la périphérie avec la trame conjonctive intraglandulaire, en voie de prolifération.

L'évolution continuant sans entrave, peu à peu la

structure se modifie : en même temps que la tumeur grossit, les processus régressifs envahissent la presque totalité de ses éléments ; les îlots deviennent moins distincts ; à leur périphérie on trouve avec des granulations graisseuses, des cristaux de cholestérine et d'acide stéarique ; les vaisseaux s'oblitèrent, et la gomme devenue sèche, lardacée, parfois un peu molle à sa partie centrale, perd alors, ainsi que l'avait déjà remarqué Budd, toute apparence de texture ; au centre même, dit M. Lanceraux, souvent il n'y a plus que des granulations qui, dans quelques cas, constituent une sorte d'émulsion dans laquelle nous avons constaté la présence de cristaux et de cholestérine. Toutefois à la périphérie la structure reparaît, et dans cette couche grise, résistante et comme nacrée qui entoure la tumeur, on reconnaît tous les caractères du tissu fibreux adulte, du tissu de cicatrice, dans lequel rampent de nombreux vaisseaux.

COMPLICATIONS.

Les unes concernent le foie lui-même, les autres affectent des organes plus ou moins éloignés. Parmi les premières, nous signalerons d'abord la dégénérescence adipeuse : celle-ci accompagne le plus souvent les lésions hépatiques de la syphilis, et elle envahit alors soit seulement certains groupes de cellules plus voisins des lésions, soit l'ensemble des éléments glandulaires ; elle n'offre du reste rien de particulier dans la syphilis.

Une autre complication beaucoup plus importante, en ce qu'elle est plus grave et plus spéciale à la syphilis, sans toutefois lui être exclusive, c'est la dégénérescence amyloïde. Ce fait avait été déjà observé par Portal, et confirmé plus tard par les recherches de Rayer; et sa fréquence avait si bien frappé Frerichs qu'il en avait fait une troisième forme de syphilis hépatique. Mais tous les cliniciens n'avaient point montré la même sagacité; à une époque où il était encore de mode d'attribuer au mercure les plus graves accidents de la syphilis, Graves et Budd regardèrent le foie cérumineux comme une combinaison de la vérole et de l'hydrargyrie. C'était là une supposition bien gratuite; car outre que cette dégénérescence n'est pas spéciale à la syphilis, et qu'elle n'est, là comme ailleurs, qu'un phénomène ultime de l'état cachectique (1), il existe nombre de faits (2) dans lesquels on l'a rencontrée chez des syphilitiques qui n'avaient pas suivi de traitement mercuriel.

Il n'entre pas dans notre sujet de décrire ici le foie amyloïde; tout le monde connaît son aspect caractéristique, et la coloration ponctuée qui le révèle par l'emploi de l'iode et de l'acide sulfurique. Nous dirons seulement, pour mieux marquer l'importance de cette complication, que, parmi toutes les causes qui peuvent l'engendrer, la syphilis occupe le premier rang. Aussi toutes les fois qu'un foie syphilitique, dont les lésions sont anciennes, offre en même temps une hypertrophie

(1) Suivant Rosenstein la dégénérescence amyloïde se produirait parfois dans la syphilis, sans qu'il y ait une véritable cachexie.

(2) Frerichs, loc. cit. Gubler, Société de biologie, 1859.

générale, il a de grandes chances d'être aussi amyloïde.

Voici une statistique empruntée par Rosenstein à l'ouvrage de Fehr sur la dégénérescence amyloïde. L'auteur, examinant dans un grand nombre d'observations les différentes maladies qui l'avaient provoquée, les a trouvées rangées dans l'ordre suivant :

Syphilis	34
Phthisie pulmonaire	32
Carie et scrofule	26
Empyème	4
Bronchectasie	3
Alcoolisme	5
Rhumatisme articulaire	2
Cancer utérin	3
Fièvre palustre	4
Hydronéphrose	3
Ulcères des jambes	3
Inconnues	9

Nous ferons remarquer que, si l'on prend dans cette liste les maladies susceptibles d'amener une irritation chronique du foie, l'alcoolisme n'occupe que le sixième rang, et l'infection paludéenne le neuvième.

Parmi les complications des organes éloignés, il faut placer en première ligne, en raison de leur gravité, les lésions rénales. Leur coexistence avec les lésions du foie chez les syphilitiques avait déjà frappé Rayer qui écrivait (1) : « Dans presque tous les cas de néphrite albumineuse chronique que j'ai observés chez des malades atteints de syphilis constitutionnelle, le foie était altéré. » Cette complication n'est le plus souvent qu'une complication ultime, tellement que Frerichs

(1) Traité des maladies des reins.

se demande (1) si la syphilis provoque la maladie de Bright autrement que par la cachexie, à la manière des suppurations profuses. Mais la cachexie n'est-elle pas plutôt une conséquence qu'une cause de l'albuminurie? Quoi qu'il en soit, la lésion rénale est constituée par une prolifération embryonnaire du tissu conjonctif interstitiel, avec atrophie progressive des éléments glandulaires : c'est une véritable maladie de Bright, mais qui n'a pas toujours le temps d'atteindre ses dernières périodes; aussi les reins sont-ils souvent d'un volume normal ou même exagéré, d'autant plus qu'ils sont alors frappés de dégénérescence amyloïde. Arnold Beer (2) regarde comme tout à fait caractéristique de la néphrite syphilitique la coexistence de la dégénérescence amyloïde et de l'hyperplasie interstitielle, et il décrit dans ce cas les reins comme gros, durs, résistants, de consistance pâteuse, à surface le plus souvent unie, parfois légèrement bosselée. On comprend toute l'importance de la complication rénale : les accidents qu'elle entraîne (albuminurie, anasarque, urémie, etc.), la rendent nécessairement fatale au malade.

Nous ne saurions considérer comme des complications de la syphilis hépatique, toutes les lésions de nature syphilitique que l'on peut rencontrer avec elle, soit en voie d'évolution, soit à l'état de cicatrices; il est évident qu'elles peuvent être très-diverses. Rappelons qu'elles acquièrent une haute importance dans les cas où la lésion du foie laisserait quelques doutes.

(1) Die bright'sche Nierenkrankheit und deren Behandlung, 1851.

(2) Die eingeweide Syphilis. Tübingen, 1867.

CHAPITRE II.

DISCUSSION.

1° *De l'unité des lésions syphilitiques du foie.*

La plupart des auteurs considèrent que les deux formes de lésions que nous avons décrites (hépatite interstitielle et tumeurs gommeuses) sont d'un ordre tout différent. La première serait pour eux de nature purement inflammatoire ; la seconde seule serait marquée au coin de la spécificité ; ses éléments, sa texture, son évolution seraient spécifiques ; la première aurait une valeur étiologique douteuse, la seconde serait le criterium du diagnostic anatomique. Nous avons déjà laissé pressentir que cette séparation nous paraissait exagérée, nous espérons montrer qu'il n'y a dans le processus de ces deux formes aucune différence fondamentale, et que s'il y a spécificité, elles sont toutes deux au même degré spécifiques.

A priori, il est assez étrange de voir une maladie spécifique produire dans un même organe deux altérations coexistantes dont l'une serait spécifique et l'autre point : du moment qu'on attribue l'une et l'autre à la syphilis, cette distinction n'a plus de raison d'être. Est-elle au moins indiquée par l'étude anatomique de ces altérations? pas davantage. A une époque où toute lésion spécifique devait, sous peine de mort, avoir son élément spécial, on rechercha à quelle forme élémentaire correspondait la tumeur gommeuse. Les recherches furent vaines : pour les uns, il n'y avait pas même trace d'organisation ; d'autres, plus clairvoyants, n'y voyaient que des éléments sans caractère, tels qu'il s'en produit lorsque sous une influence irritante le tissu conjonctif entre en prolifération (1).

On se rabattit alors sur l'ensemble des caractères macro-microscopiques de la néoplasie : toute tumeur qui, à l'œil nu et au microscope, jouissait des propriétés indiquées plus haut, était une gomme et devait être considérée produit spécifique. Le reste n'était que de l'inflammation simple. On faisait ainsi pour la syphilis ce qu'on avait fait pour la tuberculose ; on avait limité celle-ci à la granulation grise ; celle-là fut circonscrite à la gomme.

Mais, outre cette distinction étrange de lésions spécifiques et non spécifiques évoluant ensemble dans le même organe sous la même influence, il arrivait, même pour la gomme, que les caractères qui lui étaient assignés ne se retrouvaient pas partout exactement les mêmes ; on était obligé de faire des gommes fibreuse, médullaire, gélatineuse et caséeuse ; on créait pour le besoin des faits la gomme diffuse et l'inflammation gommeuse, et à propos du foie qui nous occupe ici, la description variait suivant le descripteur qui, tantôt rencontrait une tumeur molle, fluente, tout à fait isolée des parties voisines, tantôt la représentait comme sèche, dure, entièrement fondue avec le tissu ambiant : c'est là qu'on en arrive lorsqu'on veut établir exclusivement la nature d'une maladie sur des caractères morphologiques trop rigoureux.

(1) Exceptons pourtant Ernst Wagner qui crut y trouver un tissu spécial qu'il appela le syphilome.

Nous avons dit à quoi tenaient les principales différences d'aspect des tumeurs gommeuses ; nous sommes de plus convaincu que leur nature anatomique est la même que celle de l'hépatite interstitielle; et que toute la différence entre ces deux lésions vient de ce qu'elles n'atteignent pas le même degré de leur évolution.

En effet, tout tissu embryonnaire à deux destinées possibles : ou il mourra de bonne heure et pour ainsi dire d'inanition, ou il aura le temps de se développer, de devenir adulte et de constituer un véritable tissu conjonctif. Cela posé, il nous devient possible d'expliquer les différentes formes du foie syphilitique. Nous savons qu'il débute dans tous les cas par une prolifération embryonnaire plus ou moins disséminée entre les éléments glandulaires. Supposons que dans certains points, par une cause que nous ignorons, l'irritation soit plus active; nous aurons alors une prolifération plus riche, les éléments se multiplieront en grande abondance, ils n'auront ni l'espace, ni le temps nécessaires à leur nutrition, et ils succomberont les uns par les autres, formant ainsi une matière dégénérée dont l'aspect offre quelques variétés, mais dont le caractère fondamental est le défaut d'organisation : ainsi se trouvent constituées les parties centrales de la gomme. Quant à la couche périphérique qui se forme consécutivement, il nous semble qu'il y a deux manières de l'interpréter. M. Ranvier pense qu'au point de vue de l'influence morbide qui les détermine, il faut séparer cette couche des parties qu'elle entoure, le contenant du contenu. Dans la gomme comme dans le tubercule devenus caséeux, il n'y aurait, suivant lui, de vraiment spécifique, tuberculeux ou syphilitique, que les parties dégénérées; quant à l'enveloppe fibreuse qui est, pour l'un et l'autre, un procédé de cicatrisation, elle ne serait qu'un produit d'irritation simple, irritation provoquée par le caséum, agissant comme corps étranger sur le tissu ambiant.

Nous ne savons si les choses se passent vraiment ainsi; mais, en tout cas, il ne nous paraît pas nécessaire de faire intervenir l'influence d'un corps étranger pour expliquer ici la formation du tissu fibreux; ce tissu se forme dans beaucoup de cicatrices sans y être sollicité par un corps étranger, et il n'est qu'une terminaison naturelle de l'irritation du tissu conjonctif, quel que soit d'ailleurs l'agent d'irritation. L'existence des deux portions constitutives de la tumeur gommeuse s'expliquerait alors de la manière suivante : lorsque le foie vient à réagir sous l'influence syphilitique, cette influence s'exerce avec toute sa force dans les différents points où doit se former la gomme; alors se fait cette énorme pullulation des éléments dont l'excès même entraîne la mort; mais l'action du virus, nous en avons chaque jour la preuve, n'est pas permanente; après un certain temps, d'elle-même ou par un traitement approprié, elle se ralentit et finit par s'effacer, soit pour toujours, ou seulement pour devenir latente jusqu'à ce qu'une nouvelle occasion la réveille. N'est-il point rationnel d'admettre, qu'à mesure qu'elle s'atténue, l'acte organique qui la réalise, c'est-à-dire ici la prolifération cellulaire, subit un ralentissement parallèle; dès lors, les éléments nouveau-nés, diminuant de nombre, retrouvent les conditions de temps et d'espace favorables à leur nutrition, ils se développent, atteignent l'âge adulte et arrivent d'eux-mêmes, sans aucune autre intervention, à constituer le tissu fibreux ; ainsi se formerait cette couche ferme et résistante qu'on observe à la périphérie des gommes, lorsqu'elles sont déjà anciennes.

Cette hypothèse nous séduit parce qu'elle rend compte en même temps des autres formes coexistantes de syphilis hépatique. Il suffit d'admettre que l'intensité de l'action virulente n'est pas égale chez tous les sujets, ou sur tous les points du même organe, et ainsi s'expliquera pourquoi à côté de la tumeur gommeuse ou sans tumeur gommeuse, on voit des néo-formations arriver à l'état fibreux sans passer par la période de dégénération. Quant aux foies qui se présentent avec une hypertrophie générale et régulière et dans lesquels on ne constate qu'une hyperplasie générale de noyaux et de petites cellules sans texture bien arrêtée, ils sont évidemment dans un état transitoire, et en voie d'accomplir un travail que l'on surprend aux premières phases de son évolution.

Suivant cette conception unitaire de l'hépatite syphilitique, ne serait-il pas plus conforme à l'ensemble des faits d'appeler la première forme *syphilis infiltrée* et la seconde *syphilis nodulaire*.

2° *Du diagnostic anatomique de la syphilis hépatique.*

Est-il possible, en se fondant uniquement sur les caractères anatomiques que nous avons exposés, d'affirmer que telle lésion du foie est de nature syphilitique? Si l'on se trouve en présence de gommes, l'hésitation, même à l'œil nu, n'est guère permise ; car nous savons que, dans le foie, la seule lésion qui puisse donner le change est le tubercule, qu'on n'y rencontre guère qu'à l'état miliaire ; et même, lorsqu'il devient plus grand, il existe toujours (1) une lésion concomitante des voies biliaires, et on trouve alors une cavité remplie d'une matière jaune brun ou verdâtre : nous avons vu qu'il existe aussi des caractères microscopiques différentiels. Aussi n'y a-t-il point là ordinairement matière à contestation. On ne doit cependant jamais négliger de rechercher, dans les divers organes, la confirmation de son diagnostic; car il serait présomptueux d'affirmer qu'on ne peut rencontrer dans le foie aucune lésion qui prête à l'erreur. Rappelons-nous cette parole de Virchow : « Chaque année, en m'apportant de nombreux et nouveaux matériaux d'observation, m'a confirmé dans l'idée que, même la tumeur gommeuse, la granulation syphilitique ne se distingue pas plus de la granulation inflammatoire que la roséole syphilitique ne se distingue de la roséole simplement fluxionnaire. »

Mais les divergences commencent lorsqu'il s'agit des formes dites inflammatoires simples; les uns trouvent que les caractères anatomiques seuls sont insuffisants; d'autres n'admettent pas qu'une syphilis, même dûment constatée, puisse produire des lésions qui n'ont rien de pathognomonique, et qu'il est beaucoup plus naturel de rapporter à d'autres maladies, tuberculose, alcoolisme, scrofule, influences traumatiques.

(1) Virchow. Traité des tumeurs, t. II.

Pour ce qui est de l'insuffisance des caractères anatomiques, nous croyons qu'il y a une distinction à faire : les cas où il y a déformation considérable du foie avec dépressions cicatricielles profondes et nombreuses, appartiennent évidemment à la syphilis; c'est là un fait d'observation. Rappelons, à ce propos, les paroles d'un homme dont la conscience et le savoir doublent l'autorité : « J'ai cherché, dit M. Leudet, dans près de neuf cents autopsies dont je possède les notes exactes, et qui toutes ont été faites par moi et écrites sous ma dictée, si la même lésion existait sans accidents syphilitiques; je n'ai trouvé qu'un cas de ce genre, encore les antécédents me laissaient-ils beaucoup de doutes. » La conviction de M. Leudet est si bien établie qu'il ajoute : « Quand même ces antécédents de syphilis constitutionnelle n'existeraient pas, il y aurait lieu de se demander si le malade n'était pas atteint d'une diathèse syphilitique congénitale» (1). Quant aux faits dans lesquels les lésions sont peu marquées et consistent, soit en une simple bride, soit en quelques sillons plus ou moins déprimés, nous croyons qu'ils demandent beaucoup plus de réserves, et que le diagnostic anatomique doit ici être éclairé, et par la clinique, et par l'examen simultané des autres organes : on évitera ainsi de confondre les lésions syphilitiques avec les traces d'anciens traumatismes, d'infarctus, de foyers purulents ou même de certains kystes.

Nous avons déjà indiqué à l'aide de quels signes on pouvait distinguer la cirrhose syphilitique des autres formes de cirrhose; quelques faits nous

(1) Leudet, loc. cit.

prouvent qu'il faut, dans les cas difficiles, combiner les résultats de l'examen direct et ceux de l'examen microscopique. On a pu, en effet, observer des foies cirrhotiques en dehors de la syphilis, dans lesquels les déformations de l'organe et les irrégularités de la surface rappelaient la cirrhose syphilitique; d'autre part, dans les observations récentes de M. Hayem dont nous avons déjà parlé, on trouvait cette hyperplasie intra-lobulaire qu'on avait considérée comme spéciale à la syphilis; mais alors l'examen direct montrait un foie à surface lisse et partout uniforme; il y avait encore au microscope un caractère distinctif : c'était l'intégrité générale des éléments glandulaires.

Nous ne saurions toutefois admettre l'opinion de ceux qui veulent absolument des lésions pathognomoniques pour affirmer la syphilis : c'est demander à l'anatomie pathologique plus qu'elle ne peut donner. Les tissus n'ont pas tant de façons de réagir, et c'est tout autant dans la marche d'une lésion, dans ses rapports avec d'autres phénomènes morbides, que dans l'examen de ses caractères morphologiques qu'il faut rechercher les influences qui l'ont produite. Voici, par exemple, un endocarde qui porte des traces d'irritation valvulaire récente ou ancienne : est-il possible de dire à la vue de cette endocardite, et par le seul examen de ses caractères anatomiques, si elle est le fait d'un rhumatisme, d'une fièvre éruptive, d'une septicémie? personne n'oserait l'affirmer. Eh bien, ce qui est vrai pour l'endocardite est vrai pour l'arthrite, pour la pleurésie, et aussi pour l'hépatite qui peut apparaître sous la même forme par des influences diverses. Ces faits peuvent se résumer dans le principe suivant : variété de causes, unité de lésions.

Cependant M. Hayem, frappé par les modifications constantes qu'il a rencontrées du côté des lymphatiques, se demande si l'on ne pourrait pas chercher dans les altérations de ce système le caractère de la lésion syphilitique. On s'expliquerait ainsi les différences anatomiques qui distinguent cette forme d'hépatite de la cirrhose alcoolique. Tandis que dans celle-ci, l'irritation arrivant par la circulation porte, l'hyperplasie suivrait systématiquement le réseau sanguin périlobulaire, dans celle-là, au contraire, elle serait étroitement liée au réseau lymphatique qui en formerait pour ainsi dire le substratum primitif ; aussi n'aurait-elle pas de distribution bien régulière ; mais, traversant le foie dans tous les sens, et sans prendre garde aux lobules, elle irait rejoindre comme les lymphatiques eux-mêmes la capsule d'enveloppe : ce serait encore l'irritation périlymphatique qui provoquerait dans cette capsule les épaississemets qu'il est habituel d'y rencontrer, et elle rendrait compte aussi des hypertrophies ganglionnaires que l'on peut observer dans le hile du foie.

Toutefois ceci ne nous indique pas pourquoi l'irritation conjonctive pénètre dans l'intérieur des lobules, car s'il y a des lymphatiques entre les trabécules cellulaires, il y a aussi des vaisseaux sanguins qui sont pour elle une voie tout aussi naturelle, et cependant, dans la cirrhose alcoolique, l'irritation s'arrête au réseau périlobulaire.

3° *A quelle époque de la syphilis apparaissent les lésions hépatiques ?*

D'une manière générale, la question est difficile à résoudre, et cela pour plusieurs raisons. D'abord nous ne connaissons pas une seule autopsie de sujet syphilitique adulte, mort à la période secondaire, dont le foie ait présenté des lésions diathésiques : la preuve directe fait donc défaut. D'un autre côté, on ne saurait tirer de ce fait clinique que des manifestations hépatiques apparaissent le plus souvent chez les syphilitiques de vieille date, cette conséquence, que la lésion anatomique est toujours tardive : en effet, comme nous le verrons plus loin, la syphilis du foie est bien souvent latente et ne se révèle parfois qu'à l'autopsie ; d'où l'on peut conclure que, lorsqu'on l'observe pendant la vie, elle peut durer assez longtemps avant de trahir son existence : de là, la difficulté. En ce qui touche l'enfant, plusieurs faits (1) nous ont appris que la syphilis hépatique peut se former dès la vie intra-utérine et coïncider chez le nouveau-né avec des accidents secondaires. « L'évolution de la syphilis infantile, dit M. Roger (2), est quelquefois si rapide que l'on peut observer, réunis sur le même enfant, tous les accidents de la triade syphilitique. » Il semble qu'on doit, chez l'adulte, retrouver des faits analogues, et en réalité, nous possédons plusieurs observations de malades chez lesquels on a pu, avec quelque raison, soupçonner une lésion hépatique au début de

(1) Martineau, Verliac, Wedl.
(2) Soc. méd. des hôpitaux, 1864.

la syphilis. Nous ne parlons pas, bien entendu, des cas d'ictère à forme grave dans lesquels les accidents confirmés par l'autopsie ne sauraient être considérées comme l'effet direct de la syphilis.

S'il est déjà difficile de savoir à quel moment de l'évolution syphilitique le foie devient malade, il est bien plus difficile encore de dire si, comme le pensent plusieurs auteurs, les lésions diffuses sont toujours primitives, et les lésions circonscrites, les gommes, toujours consécutives. A la vérité, dans les quelques faits d'hépatite précoce auxquels nous faisions allusion tout à l'heure, la lésion paraissait plutôt diffuse et générale; mais, si elle eût été très-limitée, elle n'aurait pas retenti sur l'économie, et elle eût probablement passé inaperçue. D'un autre côté, les cas ne sont pas rares dans lesquels la forme hyperplasique simple s'est manifestée chez des sujets ayant déjà eu des accidents tertiaires, peut-être même des gommes hépatiques (1) : pour toutes ces raisons, nous croyons qu'il est au moins prématuré de dire, comme MM. Ranvier et Cornil (2), « qu'il serait plus vrai, au point de vue anatomo-pathologique, d'appeler secondaires les lésions purement inflammatoires de la syphilis, et tertiaires les lésions plus tardives qui se manifestent sous forme de tumeurs. »

(1) Voir plus loin l'observation 13.
(2) Manuel d'histologie.

PARTIE CLINIQUE.

Nous serons bref sur l'histoire clinique de la syphilis hépatique, et cela parce que la séméiotique propre à cette affection est elle-même très-restreinte et ne suffit guère au diagnostic si elle n'est aidée par les commémoratifs ou par d'autres accidents qui coexistent chez le malade. La statistique nous en fournit la preuve. Si, en effet, nous relevons les observations publiées par les auteurs, nous pouvons en faire deux classes : dans la première, éclairé par les antécédents ou par d'autres manifestations concomitantes, on a pu diagnostiquer la syphilis; la seconde renferme elle-même deux ordres de faits : ou bien l'on n'avait durant la vie soupçonné aucune lésion du foie, ou bien celle qu'on avait soupçonnée (cancer, kyste, cirrhose) n'existait pas, et l'on avait fait une erreur de diagnostic. Ces erreurs expliquent même quelques observations cliniques qui renferment, au premier abord, d'étranges singularités : tel est, sans doute, le cas d'Oppolzer, concernant un cancer du foie qui aurait été guéri par les eaux de Carlsbad; tel est encore un cas, rapporté par M. Lancereaux (1), où l'on voit un malade, chez lequel on avait trouvé d'abord un cancer du foie, puis une péritonite tuberculeuse, guérir spontanément de tous ses accidents. Cette fois du

(1) Traité de la syphilis, obs. 39.

reste, après avoir constaté, à sa grande surprise, la guérison du malade, M. Lancereaux fut mis sur la voie du diagnostic par un nouvel examen qui lui révéla des accidents spécifiques du côté du crâne.

Heureusement le diagnostic ne présente pas toujours autant de difficultés, et nous allons voir à l'aide de quels signes il est parfois possible de l'établir.

Nous rapporterons d'abord quelques faits de syphilis hépatique secondaire, et, après avoir résumé brièvement l'histoire clinique des accidents tertiaires, nous présenterons quelques considérations critiques sur une forme spéciale d'ictère observée et décrite par M. Gubler chez des sujets syphilitiques atteints d'éruptions secondaires. Le dernier chapitre sera consacré à l'ictère grave syphilitique.

CHAPITRE PREMIER.

PÉRIODE SECONDAIRE.

Voici les quelques faits que nous avons pu recueillir, paraissant se rattacher à des lésions hépatiques survenues dans cette période. Ils sont au nombre de six : quatre nous ont été communiqués par notre ami le Dr H. Rendu, un autre est dû à l'obligeance de M. le Dr Martel, de Saint-Malo, le sixième a été observé par nous dans le service de notre excellent maître le professeur Hardy.

Nous allons résumer dans ces observations les points qui nous intéressent, sauf pour celle du Dr Martel que nous transcrirons en entier à cause de son intérêt tout spécial.

Obs. I. — Homme, 20 ans. Chancre anal probable. Roséole datant de plus d'un d'un mois ; plaques muqueuses au scrotum, au périnée, et au pourtour de l'anus. Ganglions inguinaux hypertrophiés ; pléaide post-cervicale très-prononcée. Angine intense avec plaques muqueuses. Le foie et la rate sont tous deux hypertrophiés et très-volumineux : le foie notamment mesure près de 20 cent. de diamètre vertical. Quant à la rate, elle présente également une matité considérable. Le malade n'a cependant eu aucune manifestation paludéenne ; il affirme n'être pas buveur et ne présente aucun signe fonctionnel d'alcoolisme, de sorte que cette hypertrophie est peut-être imputable à la syphilis ?

Malheureusement le malade quitte l'hôpital au bout de dix jours et l'on ne peut être éclairé sur la marche de la maladie.

Obs. II. — Femme, 16 ans. Date exacte de la contamination impossible à préciser. Il y a un mois, apparition de boutons à la vulve ; puis développement de plaques muqueuses et de taches sur le corps. Depuis quinze jours quelques troubles généraux ; parfois envies de vomir, vertiges fréquents, douleur épigastrique, fièvre le soir, mais peu marquée. Actuellement plaques muqueuses végétantes aux parties génitales, le long du repli ano-vulvaire, à la face interne des cuisses. Pléiade inguinale type ; ganglions du cou et de la nuque volumineux et indurés. Roséole et plaques muqueuses de la peau. Le foie est très-volumineux, débordant de deux travers de doigt les fausses côtes ; la rate paraît avoir ses dimensions normales. Angine avec plaques muqueuses. La malade boit volontiers du vin mais pas d'eau-de-vie.

Après deux cautérisations, les plaques muqueuses sont presque complètement affaissées et détergées ; les plaques de la peau n'ont subi aucune modification. L'angine, quoique moindre, est toujours assez prononcée. Du reste, aucune altération dans la santé générale, pas d'amaigrissement ni de troubles dyspeptiques. La malade sort sans être guérie, malgré tout ce qu'on lui dit pour la retenir.

Obs. III. — Femme atteinte de syphilide acnéique marquée surtout aux avant-bras. Syphilide pigmentaire du cou très-confluente. A eu des céphalées nocturnes qui ont cessé. Douleurs pseudo-articulaires rhumatoïdes très-intenses dans les genoux, les cous-de-pied. Pas d'anesthésie ni d'analgésie cutanée sur aucun point. La malade se plaint beaucoup de la vue : pas de douleurs dans les yeux, mais vue affaiblie, brouillards, sensations de phosphène, d'étincelles, et évidemment symptômes de congestions rétinienne et choroïdienne. Déformation de la pupille dont le bord libre et frangé est irrégulièrement découpé; l'humeur aqueuse semble un peu louche.

Un des symptômes qui gênent le plus la malade est une douleur profonde dans l'abdomen, s'exaspérant quand elle marche. Cette douleur est liée à un état congestif du foie qui est extrêmement volumineux, et a près de 20 centimètres de matité en hauteur. La rate, quoique moins grosse proportionnellement, est également très-hypertrophiée. Fonctions digestives d'ailleurs régulières, mais anorexie, inappétence et parfois crampes d'estomac. Amélioration notable par les pilules de Sédillot et l'iodure de potassium.

Il y a là certainement une lésion syphilitique du foi; mais nous devons faire remarquer que ce fait n'appartient pas en propre à la période secondaire de la syphilis, et que les accidents, tant du côté de la peau que du côté des yeux qui le caractérisent, sont de ceux qu'on pourrait appeler intermédiaires entre la deuxième et la troisième période.

Obs. IV. — Femme, 44 ans. Chancre infectant il y a trois mois. Actuellement plaques vulvaires et anales; ganglions inguinaux indurés, pas très-volumineux. Sur tout le corps, mais surtout au niveau des épaules, du dos et de la poitrine, plaques muqueuses typiques de la peau avec une croûtelette noirâtre centrale; peu de roséole, cependant quelques taches érythémateuses. Aucun désordre dans la santé générale; aucune fièvre, appétit conservé, pas de syphilis buccale, ni d'angine. Le foie est gros, sensible à la percussion, mais la malade a déjà eu une affection hépatique l'an dernier, peut-être une colique hépatique.

Cette dernière circonstance enlève à l'observation une partie de sa valeur.

Obs. V. — Homme, 23 ans. — D'une bonne santé habituelle; a eu il y a six ans *probablement* un embarras gastrique; jamais de jaunisse. Il y a un mois chancre sur le fourreau. Depuis a eu à deux reprises de la fièvre avec céphalalgie pendant deux ou trois jours, mais sans aucun trouble gastrique et sans diminution de l'appétit. Actuellement chancre en voie de bourgeonnement, large comme une pièce de 50 cent., roséole généralisée en pleine décroissance, double pléiade ganglionnaire inguinale; pas d'angine; pas de céphalalgie; pas de fièvre. Le foie est hypertrophié; la matité commence à un travers de doigt au-dessous du mamelon, et descend jusqu'à la limite inférieure des fausses côtes (18 cent.). La ligne supérieure de la matité descend obliquement vers l'épigastre ; la ligne inférieure remonte aussi obliquement ; à l'épigastre la hauteur de la matité est encore de 11 cent. Rate non hypertrophiée ; pas d'albumine dans les urines. Une douzaine de jours après son entrée, le malade a un accès de fièvre avec céphalalgie générale sous forme d'élancements ; la fièvre est passagère, la céphalalgie persiste avec les signes d'un catarrhe gastrique. Le traitement spécifique est institué, mais le malade reste trop peu de temps pour qu'on puisse voir ses effets sur le foie. (1)

Voici l'observation du Dr Martel.

Obs. VI. — Salle Saint-Clément, n° 17 (?), hôpital de Lourcine, service de M. Lallier. F... (Delphine), 21 ans, teinturière en soie, entrée le 4 septembre 1860, sortie le 19 novembre 1860.

Ophthalmies répétées dans l'enfance. Réglée vers 18 ans. Menstruation irrégulière. Dernière époque au commencement de juillet. Premières relations sexuelles il y a trois mois (?), dernier coït il y a quinze jours, toujours avec le même individu, qui ne lui a pas paru malade.

Il y a deux mois environ, elle s'est aperçue d'une enflure à la *partie gauche* ; des boutons sont survenus, avec prurit, et ont augmenté jusqu'à ce jour. Elle a beaucoup pâti depuis un mois. A cette époque elle est devenue jaune, a ressenti de la fatigue générale, de la courbature, elle a dû quitter son travail et est tombée dans la misère.

État actuel. — Facies fatigué. Coloration ictérique générale, médiocrement intense, plus marquée à la face. L'appétit qui avait disparu, est revenu. Constipation, urines rouges. Peau fraiche. Pediculi capitis. Pas de croûtes dans les cheveux. Langue un peu rouge à la pointe. Légère rougeur de la gorge. Pas d'éruption à la peau. Ganglions inguinaux développés des deux côtés. A la grande lèvre gauche, vers la partie inférieure, ulcération profonde, large et à fond rouge et fongueux, à bords un peu pultacés, à base très-manifestement indurée ; au-dessus, à 3 centimètres environ, autre ulcération de la forme et de l'étendue d'une fève de marais, de même apparence ; les bords en sont durs ainsi que la base, mais moins que sur la précédente. Sur le capuchon clitoridien, symétriquement placées, deux ulcérations profondes à fond grisâtre, à bords saillants, à base indurée, lenticulaires. Une autre toute semblable sur le mont de Vénus.

(1) Il est aussi regrettable dans cette observation comme dans les précédentes qu'on n'ait pu assister au développement de l'hypertrophie.

L'examen du vagin et de l'utérus est rendu impossible par la douleur.

Traitement. — Grand bain chaque jour. Bain de siége le soir. Lotions des plaies avec une décoction aromatique.

8 septembre. Au spéculum, muqueuse vaginale d'un rouge vif. Col rouge, petit. Sécrétion purulente. Continuer le traitement; opium brut sur les plaies.

Le 11. L'ictère pâlit à la peau; la coloration jaune des conjonctives est très-intense.

Le 12. L'ictère a repris une nouvelle intensité à la peau. Eau de Vichy, 2 verres.

Le 14. Etat stationnaire des lésions vulvaires. L'ictère augmente. Peau un peau chaude, fébrile. Facies fatigué, dit avoir de l'appétit.

Le 18. Application d'iodoforme. Soulagement.

Le 21. Aux coudes et sur la face supérieure des pieds, apparition de taches rouges lenticulaires, disparaissant par la pression, de nature douteuse.

Le 26. Apparition d'un érythème de nature douteuse, sur le tronc et les membres.

Le 28. Les ulcérations vulvaires ont mauvais aspect, elles s'accroissent peu à peu. (Touchées au perchlorure de fer.)

Le 29. L'effet paraît favorable. Décoction aromatique. L'ictère persiste.

4 octobre. État stationnaire des ulcérations vulvaires et de l'éruption.

Perchlorure de fer, vin aromatique.

Le 5. Amélioration des chancres. Amaigrissement, faim vive, insomnie. L'éruption se caractérise, aux bras et aux épaules surtout. Rien au creux épigastrique.

Le 13. L'ictère diminue sensiblement; les chancres se modifient légèrement, mais ne se cicatrisent pas. Le gonflement diminue.

Le 17. Depuis plusieurs jours malaise fébrile, langue blanche, diète.

Le 18. Dit avoir eu deux attaques de vertige avec perte de connaissance. Etat général grave. Plaques muqueuses à la marge de l'anus, petites et plates.

Le 19. Abcès de la gencive à droite. Va mieux. 1 portion.

Le 22. Va mieux. Abcès guéri. L'ictère diminue. 2 portions. Amélioration notable des chancres. Décoction aromatique.

Le 25. Amélioration de l'état local et de l'état général.

Le 28. L'amélioration continue. Depuis deux jours un peu de diarrhée. Deux quarts de lavement laudanisés. 2 portions.

2 novembre. Amélioration de l'état local; maux d'estomac légers, augmentés depuis quelques jours. Encore un peu de coloration jaune de la peau.

Le 3. Appétit considérable.

Le 8. Un peu de fièvre ce matin. 2 pilules protoïodé. 1 pilule d'opium le soir.

Le 10. Deux petites ulcérations touchées au crayon. Constipation ; lavement ; depuis deux jours douleurs lancinantes, dans le bras droit, avec refroidissement, plus fortes la nuit.

Le 12. Les douleurs occupent les deux bras et les jambes. Rien à la vue ni au toucher.

Le 15. Il n'y a plus que quelques douleurs dans les jambes, dans la station assise; l'éruption occupe les deux bras. Les chancres sont cicatrisés. Anneau vulvaire est rouge et érodé.

Le 19. La malade est renvoyée pour refus d'examen (toucher et spéculum) par crainte de douleur.

Cette observation, à laquelle manquent malheureusement les signes physiques qu'aurait pu fournir l'examen de la région hépatique, n'en est pas moins très-intéressante, en ce qu'elle montre l'ictère survenant très-peu de temps après l'infection et deux mois avant les éruptions secondaires; sa persistance (trois mois), ses variations, sa disparition sous l'influence du traitement spécifique, permettent, sans aucun doute, de le rattacher à la syphilis; mais à quelle altération le foie répond-il? Nous l'ignorons absolument. Il faut rapprocher de ce fait les deux cas, rencontrés par Budd, d'ictère accompagné de symptômes d'une grande dépression, et survenu « avant aucun des signes ordinaires de la syphilis constitutionnelle » (1). Au point de vue pronostique, il ne faut jamais oublier que ces ictères précoces, comme nous le verrons à la fin de ce travail, peuvent être le prélude des accidents de l'ictère grave, avec tous les caractères de l'atrophie jaune aigüe.

(1) Budd. On diseases of the liver, p. 479.

CHAPITRE II.

PÉRIODE TERTIAIRE.

Nous avons déjà dit que l'hépatite syphilitique n'offrait point de signes spéciaux; il est cependant quelques symptômes qui, sans être pathognomoniques, paraissent assez constants dans la syphilis du foie ; tels sont ceux que nous allons énumérer.

La *douleur* s'observe très-fréquemment; elle siége le plus souvent dans l'hypochondre droit, parfois à l'épigastre. Elle est quelquefois spontanée, et alors elle est, en général, aggravée par la station debout et surtout par la marche. M. Leudet cite un malade (1), colporteur de son métier, qui ressentit constamment, pendant deux ans, une douleur dans l'hypochondre droit, le gênant dans la marche, et le forçant de temps à autre à suspendre ses occupations. Frerichs en cite un autre qui souffrit incessament pendant trois mois; chez un autre, il y avait des intermissions d'une semaine, puis des exacerbations accompagnées d'une fièvre légère. La douleur s'exagère par la palpation et la percussion; souvent même elle n'est pas spontanée, et ces moyens sont nécessaires pour la réveiller. Elle prend ordinairement la forme gravative; c'est comme un poids douloureux dans l'abdomen, et, dans quelques cas de guérison, cette douleur disparaissait à mesure que diminuait le volume du foie..

L'*ictère* est loin d'être constant; il est même beau-

(1) Leudet, loc. cit., obs. 4.

coup plus rare que la douleur; nous ne le trouvons qu'une fois sur six observations, et encore ne faudrait-il pas généraliser cette proportion; dans le cas dont nous parlons il était à peu près l'unique symptôme de lésion hépatique, mais la nature de la lésion était suffisamment révélée par les accidents concomitants. On peut expliquer cette rareté de l'ictère de la même manière que pour la cirrhose alcoolique, c'est-à-dire par une destruction progressive des éléments glandulaires dans les points où l'organe est envahi par le tissu conjonctif. Lorsque l'ictère existe, il peut reconnaître différentes causes; nous citerons les suivantes, vérifiées toutes trois par l'autopsie : la compression des voies biliaires, par une gomme, une bride fibreuse rétractile, ou des ganglions hypertrophiés dans le hile du foie.

L'*ascite* se trouve notée dans beaucoup d'observations; on peut dire que la plupart des malades qui meurent de syphilis hépatique meurent avec de l'ascite; mais il n'en faudrait pas conclure que tous ceux qui ont de l'ascite sont condamnés à la mort; il existe aujourd'hui nombre de faits dans lesquels, sous l'influence du traitement spécifique et sans paracentèse, l'ascite a disparu. Chez une malade de M. Leudet, après quatre ponctions successives, nécessitées en moins de six semaines, l'ascite se résorba graduellement pour ne plus reparaître. On comprend quelle valeur acquiert ce phénomène en cas de diagnostic douteux. L'épanchement coïncide soit avec une hypertrophie, soit avec une atrophie de la glande hépatique; le plus souvent toutefois on note une augmentation de volume.

L'*œdème* des membres inférieurs et surtout l'*anasarque* sont en général des symptômes terminaux; mais pas plus que l'ascite, ils ne doivent éloigner tout espoir de guérison.

Nous en dirons autant de l'*albuminurie*, qui cependant est toujours un accident très-sérieux ; mais si nous faisons des réserves sur son pronostic, c'est que, depuis Rayer, qui avait eu le bonheur d'améliorer un de ses malades quoiqu'il fût albuminurique, Frerichs, M. Hérard, M. Leudet ont publié des faits d'hépatite syphilitique avec albuminurie intense, suivis de guérison persistante. On comprend néanmoins toute la gravité de ce symptôme, lorsqu'on se rappelle les lésions auxquelles il correspond, et les suites terribles qu'il peut provoquer ; nous avons vu un malade dans ces conditions mourir rapidement d'accidents urémiques.

Du côté de l'appareil digestif, on note habituellement une diminution de l'appétit, parfois une anorexie complète. La maladie peut débuter par des *vomissements* ; ceux ci précèdent, de loin quelquefois (Hérard, Leudet), les accidents graves et ne persistent pas jusqu'à la fin de la maladie. La *diarrhée* est bien autrement fréquente ; lorsque l'hépatite syphilitique entraîne des accidents graves, on peut être à peu près sûr que la diarrhée est du nombre ; ordinairement séreuse et abondante, elle s'accompagne parfois d'hémorrhagie intestinale (1) : elle peut tenir du reste, quoique rarement, à une lésion spécifique de l'intestin. A la der-

(1) On peut voir aussi, comme dans la cirrhose ordinaire, des hémorrhagies nasales.

nière période de la maladie, elle devient rebelle à tous les moyens qu'on peut diriger contre elle.

En somme, les derniers symptômes que nous venons d'énumérer sont ceux d'un état cachectique très-avancé; et c'est en effet dans cet état que succombent en général les sujets qui doivent leur mort à la syphilis viscérale.

Mais les signes physiques, ceux que nous fournissent la *palpation* et la *percussion*, ne sont pas moins importants. Nous avons en effet montré à quelles profondes modifications de forme et de volume le foie syphilitique pouvait être soumis, et il est clair que lorsqu'on peut arriver à bien se rendre compte de ces modifieations, on possède un signe d'une grande valeur. Mais il ne faut pas non plus se faire d'illusions, et croire que l'exploration physique fournit toujours des moyens de conviction. Nous ne sommes pas de l'avis de M. Lancereaux, lorsqu'il écrit que la percussion et la palpation permettent d'apprécier le plus souvent avec exactitude des nuances spéciales à la syphilis (1). Pour ce qui est de la percussion, lorsqu'elle n'est pas gênée par le liquide ascitique, nous savons déjà que ses résultats doivent varier : il nous suffira de rappeler la statistique de Frerichs qui, sur 17 cas, a trouvé 4 fois le volume diminué, 7 fois le volume normal, et 6 fois le volume augmenté. A vrai dire, dans quelques cas il y a une déformation tout à fait spéciale du foie, caractérisée par l'hypertrophie considérable d'un des lobes (surtout le lobe droit) et l'atrophie de l'autre ; mais, outre que cette déformation

(1) Lanceaux, loc. cit., p. 277.

n'est pas constante et ne se voit pas dans les premiers stades de la maladie, elle n'appartient pas exclusivement à la syphilis : le développement d'un kyste peut donner aussi les mêmes apparences.

Les mêmes remarques s'appliquent à la palpation : si l'on pouvait, durant la vie, palper le foie sur toutes ses faces et tous ses bords, on retirerait de ce moyen de fortes présomptions diagnostiques ; malheureusement il n'en est pas toujours ainsi. Il faut d'abord noter les cas (nous en rapporterons deux) dans lesquels la forme générale de l'organe est à peine altérée ; d'autres, plus nombreux, n'ont d'autre déformation que la présence de quelques dépressions cicatricielles sur leur face convexe, et l'on conviendra qu'il est assez difficile à la main de l'observateur d'aller sous la voûte diaphragmatique explorer ces inégalités. S'il s'agit, au contraire, de tumeurs gommeuses, ou de nodosités lobuliformes perceptibles à la main, à combien d'erreurs la palpation n'expose-t-elle point ? Tout d'abord la cirrhose simple peut amener une pareille déformation, comme le prouve l'obs. 44 de Frerichs. Le cancer, qui, lui aussi, produit des tumeurs arrondies, et finit comme la syphilis par la cachexie, est une autre cause d'erreur ; on se rappelle le fait d'Oppolzer. Je sais bien qu'on a prétendu que la consistance de ces tumeurs était différente dans les deux cas, mais outre que des praticiens d'expérience s'y sont mépris, si nous consultons les auteurs les plus recommandables, nous voyons les uns, comme Frerichs, affirmer que les nodosités de la syphilis sont plus molles, les autres, comme M. Lancereaux, qu'elles sont plus dures ; cela prouverait au moins, que les deux caractères peuvent se rencontrer. Certaines formes de kystes hydatiques donnent aussi un résultat semblable; le fait suivant le prouve: Un malade entre à l'hôpital Lariboisière avec un aspect cachectique, de l'ascite et de l'œdème des membres inférieurs: la maladie datait de deux ans; dans l'hypochondre droit on constatait une tumeur très-volumineuse, dure et bosselée; l'absence de troubles digestifs éloignait l'idée d'un cancer; le malade avait eu la syphilis, et portait sur le gland la cicatrice du chancre; M. le Dr Millard diagnostique une syphilis hépatique; cependant, le traitement reste inefficace, l'œdème se généralise, la diarrhée survient et le malade meurt rapidement. A l'autopsie, on trouve un kyste hydatique d'un volume moyen dans le lobe droit, et au-dessous, dans l'épaisseur du méso-côlon, un chapelet de petits kystes gros comme des abricots.

Malgré ces quelques critiques, l'exploration physique n'en reste pas moins un moyen très-précieux, mais dont les résultats ont toujours besoin d'être confirmés par l'ensemble des manifestations morbides.

On constate fréquemment une *hypertrophie de la rate*: c'est là, les recherches de M. Parrot l'ont amplement démontré, un phénomène constant dans la syphilis infantile.

Marche. — L'hépatite syphilitique suit, en général, une marche lente et insidieuse, et on ne l'observe guère que lorsque les lésions sont déjà avancées. Il n'est pas rare de voir quelques accidents légers (ictère, troubles digestifs, etc.) précéder de deux ou trois ans les manifestations plus graves ; cependant la marche est quelquefois beaucoup plus rapide, et M. Axenfeld a pu voir une malade (1) chez laquelle la mort est survenue un mois environ après les premiers accidents. Ceux-ci peuvent suivre de près, nous l'avons montré, le début de la syphilis, mais ils peuvent aussi n'apparaître que 10, 15, 20 ans après l'accident primitif. Un point digne de remarque, en ce qu'il distingue la syphilis hépatique des affections avec lesquelles on peut la confondre, et notamment de la cirrhose alcoolique, c'est la possibilité des récidives. Au lieu de suivre une marche progressive et continue, les accidents s'arrêtent par un traitement approprié, puis au bout d'un certain temps, variable de quelques mois à plusieurs années, ils reparaissent sous la même forme, mais plus difficiles à conjurer. Quélet, M. Leudet citent des faits de ce genre, et Frerichs (obs. 40) rapporte l'histoire d'un jeune négociant chez lequel deux récidives successives, accompagnées des désordes les plus graves, cédèrent au traitement. Il se passe là quelque chose d'analogue à ces vieilles ulcérations serpigineuses de la peau dont les poussées successives, sans cesse réprimées, gagnent chaque fois du terrain et laissent chaque fois une cicatrice plus étendue ; seulement la cicatrice hépatique a des conséquences autrement graves que la cicatrice cutanée. Poursuivant la comparaison, nous pourrions admettre qu'il existe aussi pour les poussées hépatiques des causes occasionnelles, bien connues pour la syphilis cutanée, et dont la situation anatomique du foie doit singuliè-

(1) Bulletin de la Soc. anatom., 1863.

rement favoriser l'influence ; nous citerons le défaut d'hygiène, les écarts de régime, et surtout l'alcoolisme. La syphilis du foie, sous ses formes les plus graves, peut guérir spontanément : l'observ. 39 de M. Lancereaux en fournit la preuve.

Diagnostic. — Après ce que nous avons dit au début de cette étude clinique, après avoir discuté chacun des symptômes, nous n'avons pas grand'chose à ajouter touchant le diagnostic ; nous ne pourrions que répéter ce que l'on sait déjà, à savoir que, ni les troubles fonctionnels, ni les signes physiques n'autorisent par eux-mêmes le diagnostic de la syphilis hépatique ; il faut, comme le dit sagement Frerichs, « qu'ils soient accompagnés d'autres symptômes évidents de la vérole. » Pour être complet, et pour répondre à l'ensemble des faits connus, nous ferons cependant une réserve en faveur de ce qu'on peut appeler le diagnostic thérapeutique. Voici à quel ordre de faits nous faisons allusion : il existe un certain nombre d'observations (1) relatives à des sujets adolescents ou même adultes, à des femmes vierges, chez lesquels, en l'absence de tout commémoratif et de tout symptôme imputable à la syphilis, et en face d'accidents qui pouvaient faire soupçonner une syphilis hépatique, l'efficacité du traitement est venue justifier les soupçons. Qu'il y ait eu là erreur sur les antécédents, ou qu'il s'agisse d'une diathèse héréditaire localisée tar-

(1) Voir à ce sujet, dans le premier mémoire de M. Leudet, l'histoire de deux sœurs, dont l'une avait dépassé quarante ans, et chez lesquelles se montrèrent sans aucun antécédent, des accidents qu'on put considérer comme spécifiques.

divement et exclusivement sur les viscères, il n'en est pas moins vrai que, dans ces cas, on a fait surtout, et au grand bénéfice des malades, un diagnostic thérapeutique. Aussi, doit-on toujours, dans les cas douteux, tenter l'épreuve du traitement : le succès permettra d'affirmer, mais l'insuccès n'autorise pas à nier.

Pronostic. — D'une manière générale, il varie avec le caractère des divers accidents ; mais il est une chose dont on ne saurait trop se pénétrer, c'est que les désordres les plus graves, les symptômes les plus alarmants ne sont pas toujours au-dessus d'un traitement bien combiné. Les exemples abondent : nous citerons comme tout à fait instructive à cet égard une observation communiquée par M. Hérard, à la Société médicale des hôpitaux (1) : il s'agit d'une femme âgée de 40 ans, traitée déjà d'accidents viscéraux quatre ans auparavant, et qui revenait cette fois à l'hôpital avec un anasarque considérable, une diarrhée rebelle à tous les moyens, des flots d'albumine dans les urines et une ascite considérable ; le foie était fortement hypertrophié, sans déformation sensible à la main ; la malade était dans le marasme et la mort imminente. Sous l'influence de l'iodure de potassium l'amélioration se fit pour ainsi dire à vue d'œil, et quelques mois après son entrée, elle sortait guérie ; six mois plus tard elle était encore en bonne santé.

L'ancienneté de la maladie, la récidive, les hémorrhagies sont des circonstances aggravantes ; mais la plus grave de toutes est sans contredit l'albuminurie, indice d'une complication rénale.

(1) Mém. de la Soc. méd. des hôpitaux, 1864.

Traitement. — Un seul est efficace : c'est le traitement spécifique des accidents syphilitiques tertiaires. En dehors de celui-ci, il ne peut y avoir que des indications d'urgence, nécessitées par des complications tout à fait secondaires.

Lorsque le traitement est efficace, on peut voir ses effets se produire avec une rapidité surprenante : un des plus évidents et des plus sûrs, c'est la diminution dans le volume hépatique que l'on peut, pour ainsi dire, toucher du doigt chaque jour. Mais, réciproquement, si par suite d'un traitement mal suivi, ou par tout autre cause, la rechute survient, on verra, en dehors d'autres symptômes plus ou moins apparents, le volume croître de nouveau avec la même rapidité qu'il avait mise à décroître : ces oscillations si faciles sont même, quoique fort inconstantes, tout à fait propres à la syphilis.

OBSERVATIONS

Nous n'en sommes plus à rassembler les observations pour établir la réalité et les diverses formes des accidents syphilitiques du foie. Celles que nous publions ici confirment surtout les résultats acquis; elles tirent de plus un intérêt spécial de l'examen microscopique détaillé que nous pouvons, grâce à M. Hayem, joindre à plusieurs d'entre elles.

OBS. VII (*communiqée par notre collègue et ami, M. Troisier*). — *Tumeur cérébrale. Hépatite syphilitique.*

Femme de 26 ans environ, amenée à la Pitié le 29 décembre 1873, salle Sainte-Claire, service de M. Vulpian.

On ne peut obtenir aucun renseignement précis, ni d'elle ni des personnes qui l'amènent; elle a l'air hébété et répond aux questions d'une manière vague; les mots sont mal articulés. Elle a pu faire quelques pas dans la salle. La nuit, elle a eu une attaque éclamptique (?).

Le 30, au matin, on la trouve dans la stupeur, sans stertor. Les membres restent dans l'immobilité et sont un peu contracturés. La malade bredouille quelques mots lorsqu'on l'excite. Les deux yeux sont atteints de blépharo-conjonctivite chronique.

La mort survient à cinq heures du soir.

Autopsie. — *Cavité crânienne.* — Pas de lésion du crâne ni de la dure-mère.

En enlevant l'encéphale, on divise en deux une tumeur qui s'est développée au niveau du *tuber cinereum*, en avant des tubercules mamillaires, et qui se continue avec la tige et le corps pituitaire. Cette tumeur forme une saillie peu accusée entre les bandelettes optiques; elle offre d'une bandelette à l'autre un diamètre de 3 centimètres environ. Elle est blanchâtre dans son centre, dans la largeur d'un centimètre, et grisâtre dans les autres parties. Elle est revêtue par les membranes de la base de l'encéphale. La tige pituitaire offre un diamètre de près d'un centimètre; elle est d'un gris jaunâtre dans sa partie centrale qui offre une forme irrégulière; la partie corticale est grisâtre et demi-transparente. Le corps pituitaire est altéré de la même façon que la tige; il est trois fois plus gros qu'à l'état normal. Le sphénoïde est intact.

Les bandelettes optiques sont élargies. Les nerfs optiques sont gonflés et finement injectés.

En dehors des bandelettes optiques, le tissu cérébral des deux côtés est ramolli, infiltré, jaunâtre dans une assez grande épaisseur au niveau du noyau blanc des hémisphères, en arrière des corps striés, dont la partie postérieure participe au ramollissement.

Le troisième ventricule est distendu par le liquide céphalo-rachidien. Les parois sont ramollies et jaunâtres: la commissure antérieure est aplatie et élargie. La tumeur proémine un peu dans la cavité ventriculaire; elle est recouverte par une masse gélatiniforme qui se continue sur les côtés avec les parois latérales du troisième ventricule. La commissure postérieure est un peu ramollie. Les couches optiques, à l'exception des parties qui forment les parois du troisième ventricule, les corps striés et les différentes autres parties de l'encéphale sont sains.

Examen microscopique de la tumeur durcie dans une solution faible d'acide chromique; coloration des préparations par le carmin.

On trouve un fin réticulum fibrillaire dans chaque maille duquel on voit un ou plusieurs noyaux de $0^{mm},005$ à $0^{mm},006$ entourés d'une petite masse de protoplasma. En quelques points, la partie fibrillaire l'emporte sur l'élément cellulaire; entre les faisceaux de fibrilles il y a des rangées de noyaux. Çà et là quelques vaisseaux sanguins. Les parties centrales ont subi un commencement de dégénération granulo-graisseuse (gliôme).

Cavité abdominale. — Le foie présente à sa surface de nombreuses traînées grisâtres et quelques dépressions au niveau desquelles la capsule est épaissie et rétractée. Ces dépressions sont froncées à la périphérie et correspondent à un petit noyau d'induration superficielle. Quelques-uns de ces noyaux sont grisâtres dans toute leur étendue, d'autres sont jaunâtres à leur centre. Leur consistance est ferme. On trouve dans l'épaisseur du foie une quinzaine de noyaux gris jaunâtres, de dimensions variables, mais ne dépassant pas 6 à 7 millimètres. Ces productions ne sont pas isolées au milieu du parenchyme; elles sont entourées d'un tissu grisâtre, formé de travées conjonctives enchevêtrées. Au milieu de ce lacis aréolaire se trouvent une assez grande quantité de petits grains grisâtres, fermes, de la grosseur d'une petite tête d'épingle. Cette lésion s'éteint progressivement du centre à la périphérie. Dans toute l'étendue du foie le tissu conjonctif est un peu épais. Il y a un assez grand nombre de points où la cirrhose est plus prononcée et forme des îlots qui se différencient des précédents, en ce qu'on voit toujours dans leur partie centrale des acini plus ou moins atrophiés. Pas de dégénérescence amyloïde.

Les autres organes ne présentent pas de lésions. Il existe sur la face interne de la jambe gauche des cicatrices d'ulcérations profondes et de la périostose du tibia.

Examen microscopique du foie (fait par M. le Dr Hayem). — Il existe dans ce foie : 1° Des gommes ayant la structure connue des productions gommeuses; à leur périphérie un tissu fibreux très-dense qui a produit par compression autour de lui une atrophie considérable des acini; ceux-ci sont réduits en effet à quelques amas cellulaires fortement pigmentés. Dans ce tissu fibreux épais qui infiltre le foie au niveau des gommes, on remarque des lumières vasculaires assez nombreuses, dont un grand nombre appartiennent à des lymphatiques. — 2° En dehors des gommes, on trouve une hépatite interstitielle diffuse qui se caractérise, suivant les points, par deux sortes de lésions : — soit par des tractus fibreux assez épais dans lesquels se retrouvent encore de nombreuses lumières vasculaires et en particulier d'énormes lymphatiques dilatés : les plus gros de ces tractus forment sur les coupes de grandes plaques, sur lesquelles on remarque un développement anormal de tissu cellulo-adipeux; — soit par de petits épaississements arrondis, nodulaires du tissu interstitiel entre des lobules d'ailleurs sains du foie. Le centre de chacun de ces nodules est occupé par un lymphatique considérablement dilaté, et dans ses couches périphériques se trouvent quelques vaisseaux sanguins et des canalicules biliaires. Le tissu interstitiel malade ne se poursuit pas dans l'intérieur de tous les acini; beaucoup sont sains, sauf quelques cellules devenues graisseuses et quelques capillaires dilatés.

Dans cette observation les lésions hépatiques sont bien évidemment le fait de la syphilis; quant à la tumeur cérébrale, ainsi que nous le disait M. Troisier, l'histoire clinique de la malade est trop incomplète pour permettre d'affirmer son origine syphilitique ; mais sa structure anatomique n'y contredirait point, et l'on peut rapprocher de ce fait les lésions observées dans les centres nerveux par MM. Charcot et Gombault, chez une femme atteinte de syphilis constitutionnelle (Arch. de physiol., mars 1873).

Obs. VIII (*communiquée par notre collègue et ami, M. Homolle*). — *Foie normalement lobulé. Cicatrices considérées comme étant d'origine syphilitique.*

Le 18 janvier mourut dans le service de M. Besnier, à l'hôpital Saint-Louis, une femme de 50 ans, arrivée au dernier degré de la cachexie syphilitique. Dix-sept ans auparavant, elle avait eu un chancre suivi de plaques muqueuses. Depuis quatre ans seulement, elle avait ressenti de nouvelles atteintes plus profondes de sa maladie. Successivement traitée dans les services de MM. Guibout et Vidal, elle avait eu à diverses reprises des gommes du pharynx, des ulcérations aux deux tibias, et elle avait complètement perdu les os du nez, ainsi qu'une partie de la voûte palatine et de l'os frontal.

Dans le courant de l'année 1874, elle était entrée dans le service de M. Besnier, profondément cachectique. Les ulcérations des tibias étaient toutes cicatrisées, et il n'y avait plus de syphilides en évolution : mais la malade était atteinte d'une diarrhée chronique; elle était albuminurique; enfin, le membre inférieur droit était œdématié, sans que pourtant on constatât de phlébite. On diagnostiqua un œdème cachectique, sans pourtant qu'on pût s'expliquer la localisation de la phlegmatia à une seule jambe. La malade resta ainsi plusieurs mois, s'affaiblissant chaque jour, et elle finit par succomber dans le marasme le plus complet.

Autopsie.—Organes encéphaliques sains. *Poumons* œdémateux, partiellement refoulés par un double épanchement de peu d'abondance. *Cœur* très-petit, présentant un certain degré d'altération graisseuse avec myocardite interstitielle.

Le *péritoine* ne contenait pas de liquides. Le *foie* très-petit, du volume que présente normalement le foie d'un enfant de 13 à 14 ans, adhérait partiellement au diaphragme. Il offrait un aspect lobulé des plus remarquables. Sa face convexe, revêtue dans sa moitié postérieure par le péritoine épaissi et en partie encore adhérent au diaphragme, était à peu près lisse au toucher; du moins ne présentait-elle pas de grains cirrhotiques; mais la capsule de Glisson un peu épaissie lui donnait une certaine rudesse en quelques points.

A 6 centimètres environ du bord droit, la face convexe était traversée d'avant en arrière par une dépression profonde, au niveau de laquelle la capsule s'enfonçait en se plissant et qui présentait les caractères d'une rétraction cicatricielle. Une coupe faite à ce niveau montrait au milieu du parenchyme hépatique, un noyau de tissu conjonctif scléreux qui semblait prouver la nature cicatricielle de la dépression.

Vers le bord gauche de l'organe et au voisinage du bord antérieur deux profonds sillons, disposés perpendiculairement l'un à l'autre, découpaient deux lobules qu'un large pédicule réunissait au reste de l'organe. Deux autres lobules plus petits circonscrits par un sillon circulaire siégeaient au voisinage des deux premiers. Les bords contigus de toutes les dépressions qui limitent ces sortes de lobules sont reliés entre eux par de nombreuses adhérences lâches formant des tractus celluleux ou fibreux entre-croisés en divers sens.

Un seul des sillons que nous venons d'indiquer correspondait à une induration fibreuse profonde ; au niveau des autres le parenchyme hépatique présentait l'aspect qu'on lui trouvait partout ailleurs.

Le tissu d'une couleur rousse, semé d'un pointillé jaunâtre formant des grains irréguliers très-tenus, était lisse à la coupe, un peu ferme, sans dureté cirrhotique. Au sein du parenchyme hépatique, à peu de distance du bord postérieur, se trouvait un noyau d'induration fibreuse entourant une veine et semblable à ceux que nous avons déjà signalés.

Sur des coupes faites à l'état frais, il est facile de reconnaître que tous les points jaunâtres, opaques, disséminés au milieu du tissu hépatique sont constitués par des amas de gouttelettes graisseuses, qui semblent résulter de la transformation des cellules hépatiques.

La *rate*, petite, était ferme. Le *rein* gauche était dur, lisse à la coupe, d'une teinte jaunâtre, mais non amyloïde. Le rein droit, petit, présentait sur quelques points une apparence analogue, liée à un certain degré de néphrite interstitielle. *L'uretère*, le bassinet, les calices étaient considérablement dilatés, sans qu'il existât de calcul. Cette dilatation s'expliquait par une compression de l'uretère au niveau de l'excavation pelvienne par une tumeur de la fosse iliaque (sarcôme médullaire développé probablement dans le périoste de l'os coxal), qui comprimait aussi la veine iliaque et avait déterminé l'œdème du membre inférieur.

Examen microscopique du foie (fait par M. le Dr Hayem). — On trouve dans ce foie deux sortes d'altérations : des tractus fibreux qui se dirigent vers les sillons, et des épaississements circonscrits sous forme de nodules, disséminés dans la trame même du foie.

— Les tractus fibreux sont remarquables par l'abondance des amas cellulaires disséminés dans leur épaisseur, surtout le long des vaisseaux; ils contiennent des vaisseaux très-dilatés, et en particulier, de grosses lumières lymphatiques vides ou remplies d'un exsudat granuleux et de quelques cellules. Ces lymphatiques se poursuivent jusqu'au niveau de la capsule de Glisson et se confondent avec les éléments vasculaires contenus dans les adhérences péri-hépatiques. Les nodosités de tissu conjonctif offrent les mêmes caractères que dans le foie précédent : leur centre est également occupé par un lymphatique très-dilaté, dont la lumière est remplie par un exsudat granuleux et quelquefois par des amas de globules blancs. Les acini sont tout à fait sains, sauf ceux qui sont atrophiés par la compression des tractus fibreux; cependant, dans un certain nombre d'entre eux, on trouve çà et là des groupes cellulaires infiltrés de graisse, dont le volume égale environ le cinquième de l'acinus. Les conduits biliaires sont sains.

Obs. IX (*communiquée par notre collègue et ami, M. Raymond*). — *Hypertrophie considérable du foie. Diarrhée. Ascite. Albuminurie. A l'autopsie, cirrhose extra et intra-lobulaire. Tumeurs gommeuses. Lésions rénales.*

La nommée D..... (Marie), âgée de 46 ans, journalière, entrée le 3 décembre 1873, salle Sainte-Claire, lit n° 40, dans le service de M. Vulpian.

Antécédents héréditaires inconnus. *Maladies antérieures :* Deux fluxions de poitrine : la première à l'âge de 30 ans; la deuxième (pleurésie du côté gauche) à l'âge de 38 ans. Aucune autre affection. Pas de colique hépatique. Pas d'ictère.

Il y a environ trois mois, la malade a commencé à tousser. La toux a toujours été en augmentant depuis cette époque. Expectoration muco-purulente, peu abondante. Vers la fin de novembre, après des efforts de toux, elle rendit une grande quantité de sang caillé (1 litre environ); hématémèse et épistaxis.

Depuis quatre mois environ, la malade remarque que ses jambes enflent après une marche même très-légère. Au commencement de novembre, elle a été prise d'une diarrhée séreuse très-abondante qui dura pendant trois semaines environ; elle cessa au moment où son ventre commença à se ballonner, c'est-à-dire il y a environ dix jours. Elle a eu à plusieurs reprises des épistaxis, ainsi que des selles sanguinolentes. Traitement insignifiant.

Etat actuel. — La malade est dans l'anxiété. La figure paraît légèrement bouffie. L'appétit est diminué; la soif assez vive. Constipation. Vomissements après des quintes de toux.

Cavité thoracique. — *Poumons.* — A la percussion, en avant, la sonorité paraît conservée; en arrière, submatité dans les fosses sus-épineuses, surtout à droite. Partout ailleurs sonorité normale. A l'auscultation, en avant, sous la clavicule droite, respiration mêlée de quelques râles sous-crépitants. En arrière, on entend également quelques craquements moins nombreux dans la fosse sus-épineuse. A gauche, rudesse de la respiration en avant, en arrière rien de particulier.

Cœur. — Les bruits paraissent éloignés, peu clairs. Pas de bruit de souffle; pas d'irrégularité.

Cavité abdominale. — L'abdomen est globuleux; la pression au niveau du foie, de la rate, est douloureuse. Le foie est augmenté de volume; la matité descend jusqu'à environ trois travers de doigt au-dessous de l'ombilic et remonte jusqu'à la cinquième côte (douleurs à la percussion). La rate est aussi très-augmentée de volume, moins douloureuse que le foie à la pression. Tout à fait à la partie inférieure de l'abdomen, on trouve une quantité de liquide assez considérable pour donner de la fluctuation, ce liquide se déplace dans les différents mouvements qu'exécute la malade; la matité remonte environ à quatre travers de doigt au-dessus de l'arcade crurale.

Le 4 décembre. Le ventre est très-douloureux. Même état des organes abdominaux. A l'auscultation des poumons, on n'entend plus de craquements.

Le 12. La malade se plaint de douleurs dans les deux épaules; dans la gauche depuis trois ou quatre jours, dans la droite depuis hier.

Le 14. Elle perdait ses urines depuis trois ou quatre jours, cela a disparu. A partir de ce jour, 1 pilule de 1|4 milligramme de sulfate d'atropine.

Le 22. L'ascite a considérablement augmenté. En déprimant la région située au-dessous du creux épigastrique qui est tuméfiée par le refoulement des intestins en haut, on sent profondément le foie qui descend jusqu'à une ligne qu'il est assez difficile de préciser. Les membres inférieurs sont moyennement œdématiés; la malade s'affaiblit un peu; n'a pas d'appétit; ne vomit pas; selles normales. Elle n'a pas eu de frissons depuis son entrée (en avait chez elle); le pouls est régulier (81). Les douleurs dans les épaules ont diminué; elle ne perd plus ses urines depuis trois jours. Depuis qu'elle est dans la salle, la malade a eu plusieurs fois des épistaxis (peu abondantes, quelques gouttes); et à la suite d'un lavement, paraît-il, une selle sanglante assez abondante. Avant le début de sa maladie, elle n'avait pas eu d'hémorrhoïdes. A souvent de la pesanteur de tête; ne tousse presque plus.

Le 23. *Urines.* — Pas de matières colorantes de la bile; pas de sucre; albumine en quantité assez considérable (au microscope, on ne trouve pas de cylindres hyalins).

Le 25. Les urines ne contiennent plus trace d'albumine.

Le 26. L'ascite a considérablement augmenté; le ventre a la forme d'une outre. La matité décrit une courbe à concavité supérieure; les veines superficielles sont très-dilatées; les membres inférieurs sont très-œdématiés. La percussion, au niveau de la région du foie, est douloureuse. La matité du foie présente sensiblement les mêmes limites qu'à l'entrée de la malade. La malade a beaucoup maigri; la partie sus-diaphragmatique contraste par sa maigreur avec la partie sous-diaphragmatique. La malade n'a pas d'appétit; la soif est assez vive; la respiration est courte, saccadée; elle est constipée. Depuis son entrée, jusqu'au 30 décembre, elle a pris chaque jour : 3 pilules de digitale et du sirop d'iodure de fer.

Le 30. Elle prend : teinture digitale, 2 grammes et 2 pilules de protoïodure de fer de 0,10 centigrammes.

La malade urine un litre dans les vingt-quatre heures: elle est toujours constipée; elle ne peut garder les lavements. Vomissements bilieux aussitôt l'ingestion des médicaments.

1er janvier. La malade a pris 0,50 de calomel qui ne l'ont pas fait vomir.

Le 10. Depuis quelques jours la malade est très-oppressée. Accès de dyspnée. On fait la ponction à la partie moyenne de la ligne qui réunit l'épine iliaque à l'ombilic. On retire 9 litres de liquide citrin, tenant en suspension une quantité de petits corps granuleux.

Le 13. Après vingt-quatre heures, il reste un petit dépôt pulvérulent; ce liquide est assez riche en albumine. Traité par l'acide nitrique, il offre un dépôt assez abondant, blanc, à coloration bleuâtre. L'examen microscopique indique : des vésicules graisseuses, des leucocytes en grande quantité.

Depuis le moment de la ponction, la malade se plaint d'une soif assez intense. Boissons acidules.

Le 14. Amélioration. La malade se trouve beaucoup mieux.

Le 15. Depuis la ponction, le liquide coule toujours un peu et continuellement par l'ouverture. La malade se trouve bien soulagée; mais elle éprouve une soif intense. L'analyse chimique du liquide indique 21 gr. 50 d'urée par litre. On trouve aussi de la graisse.

Le 20. Toujours amélioration, un peu mieux.

Le 23. A la suite d'une imprudence, douleurs très-vives dans la région hépatique; irritation péritonéale. Depuis la ponction, l'ouverture reste béante, et on ne parvient qu'à grand'peine à fermer l'ouverture au moyen de bandelettes collodionnées. Depuis hier, le ventre a augmenté considérablement de volume. Cataplasmes sur le ventre.

Mort le 23 janvier, au soir.

Les lésions constatées à l'autopsie sont les suivantes :

Cavité abdominale. — Liquide assez abondant, jaunâtre, trouble, contenant du pus. Injection très-vive du péritoine pariétal. Sur certains points de la paroi abdominale, l'injection est très-prononcée, et on peut enlever avec la pince des néo-membranes très-minces, délicates, parfaitement organisées. La séreuse intestinale offre une congestion ecchymotique parsémée çà et là de dépôts pseudo-membraneux. Le grand épiploon est épaissi, injecté et recouvert de fausses membranes. Dans certains points, on trouve sur sa face postérieure des adhérences intimes avec l'intestin, adhérences établies à l'aide de tractus cellulo-fibreux. L'épiploon gastro-splénique est épaissi considérablement, forme une sorte de grosse tumeur surajoutée au bord interne de la rate. Celle-ci par sa face et son bord interne adhère assez intimement à la paroi abdominale par l'intermédiaire de néo-membranes. Elle est augmentée de volume de plus de moitié, et son enveloppe externe est très-épaisse. Son tissu offre une consistance à peu près normale, une coloration gris rosé; sur ce fond se détachent des granulations à peu près semblables à des grains de semoule; ces grains étant recouverts de teinture d'iode prennent une teinte brun foncé, on dirait des grains de sagou caractéristiques de la dégénérescence amyloïde (rate sagou).

Foie. — Le foie est relativement hypertrophié; en effet, il pèse [illegible] gr.; or, dans les conditions ordinaires sous l'influence d'une cirrhose à ce degré, le foie a un volume moins considérable qu'à l'état normal.

Il a conservé sa forme; sa surface est inégale, bosselée, parsemée de petites éminences arrondies, les unes grosses comme de petites noisettes, les autres moins volumineuses, les plus petites étant grosses comme des têtes d'épingles; ces saillies sont formées par le tissu propre du foie ayant subi certaines modifications que j'indiquerai tout à l'heure. La consistance du tissu est ferme, élastique; il revient très-bien sur lui-même quand il est comprimé par la pression.

L'enveloppe de Glisson est elle-même épaissie par places, elle est blanchâtre, comme rayonnée çà et là; à sa surface existent de petites brides qui établissent des adhérences avec le diaphragme, l'estomac, etc. La vésicule est presque disparue, elle est noyée au milieu du tissu fibreux de nouvelle formation. L'aspect général du foie est gris jaunâtre. Sur des coupes faites en différents sens, on aperçoit les îlots jaunâtres de lobules hépatiques, séparés par des tractus conjonctifs ; ceux-ci, suivant les points, sont plus ou moins épais; dans certaines régions, ils sont dirigés suivant des branches divergentes. Les coupes montrent également des petites saillies assez volumineuses, parfaitement arrondies, tranchant par leur aspect et leur configuration sur le tissu spécial de l'organe. Parmi celles-ci, il en est du volume d'une petite noisette, d'autres sont grosses comme un petit noyau de cerise. Leur coloration est blanche grisâtre, leur consistance assez dure. Leur pourtour, et c'est là un fait général pour toutes, est formé suivant un rayon de 4 à 5 millim. d'une couche légerement translucide.

Ces petits corps, qui ont à l'œil nu l'aspect de fibromes, sont surtout abondants vers la face inférieure du foie, au niveau de la scissure horizontale; sur les confins du lobe droit et du lobe gauche, un grand nombre sont groupés. Leur superficie est transparente, tandis que profondément ils sont opaques, comme caséeux.

Reins. — Volume normal. Sur la coupe la substance corticale est un peu opaque et offre quelques points blanchâtres ou grisâtres, indices de la maladie de Bright aux premiers degrés. L'addition de teinture d'iode démontre la dégénérescence amyloïde des vaisseaux artériels portant presque exclusivement sur ceux des corpuscules de Malpighi.

Cœur. — Volume à peu près normal, plutôt un peu plus petit, mou au toucher. Pas d'insuffisance mitrale, pas de lésions valvulaires véritables. Aspect feuille-morte du tissu musculaire.

Cavité thoracique. — Adhérence des poumons au diaphragme, poumons congestionnés.

Poumon gauche. — Dans le tiers inférieur, congestion hypostatique; au sommet un peu d'emphysème; adhérences de la plèvre. Cerveau sain, enveloppes épaisses, adhérentes. Muqueuse intestinale, dégénérescence amyloïde.

Examen microscopique du foie (fait par M. le Dr Hayem). — Le foie est atteint d'une cirrhose généralisée qui offre quelques caractères spéciaux ; d'abord elle est à la foie périlobulaire et intralobulaire. Elle est caractérisée par des traînées de tissu fibreux qui sillonnent le foie dans tous les sens, et qui, tantôt très-minces, sont d'autres fois élargis sous forme de plaques. Ces traînées tantôt écartent les acini les uns des autres, tantôt les fragmentent en passant au travers, tantôt les circonscrivent et les isolent complètement du reste du tissu, tantôt enfin viennent se fondre avec le tissu intra-lobulaire et dispersent sous forme d'ilots les différentes parties de l'acinus. Outre les éléments fibrillaires, ces traînées sont constituées par des amas cellulaires qui ont des formes et des dimensions fort inégales ; quelques-uns de ces amas sont très-volumineux et se poursuivent jusque dans l'intérieur des acini entre les trabécules des cellules hépatiques ; d'autres arrondis ou anguleux, sont complètement isolés au milieu du tissu fibreux ; d'autres enfin sont constitués sous forme d'un semis le long des vaisseaux. Ces tractus fibreux sont parcourus par des vaisseaux sanguins, lymphatiques, et des canalicules biliaires. Quelques-uns des vaisseaux sanguins sont infiltrés de substance amyloïde, et, d'une façon générale, les lymphatiques sont plus abondants et plus larges que dans une cirrhose ordinaire.

Les cellules hépatiques sont ou infiltrées de graisse, ou atrophiées, ou saines, suivant qu'elles sont plus ou moins comprimées ou tout à fait libres.

Outre cette hépatite généralisée, on trouve dans certaines portions de l'organe des gommes comprises dans l'épaisseur des tractus fibreux les plus épais, gommes qui sont constituées là comme ailleurs par une partie centrale caséeuse, sans aucune structure définissable, et par une partie périphérique fibreuse, dans laquelle les éléments cellulaires ne sont pas plus abondants que dans le reste des tractus fibreux. Enfin, comme dans l'obs. 7, on trouve dans les plus grosses cloisons fibreuses des amas de tissu cellulo-adipeux.

Obs. X (*communiquée par notre ami le Dr Liouville*). — *Syphilis cérébrale diagnostiquée pendant la vie. Syphilis hépatique non diagnostiquée.*

Femme de 45 ans, ayant offert il y a deux ans des phénomènes de polyurie et d'azoturie, et chez laquelle en janvier 1874 on a pu porter le diagnostic de syphilis par la présence d'exostoses sur le tibia, le sternum, et d'après l'ensemble des phénomènes cérébraux et urinaires (polyurie, polydypsie, sans glycosurie) attribués à une tumeur cérébrale. Aucun phénomène n'a permis de penser qu'il existait des lésions hépatiques. Cette femme avait conservé son embonpoint et n'offrait pas de teinte jaunâtre ; elle ne se plaignait pas spécialement de douleurs dans la région hépatique ; elle n'offrait pas d'ascite. C'est à l'autopsie seulement qu'on a trouvé les lésions hépatiques.

Autopsie (faite par MM. Liouville et Straus). — Les lésions syphilitiques soupçonnées se sont vérifiées (tumeur de la base du cerveau, exostoses de différents os).

Du côté du foie on trouvait: des mamelons qui rendaient sa surface irrégulière et qui par places représentaient une hypertrophie partielle tandis que l'atrophie était très-prononcée dans d'autres. Le foie était aussi divisé en différentes parties plus ou moins volumineuses par des dépressions résistantes, profondes.

On notait des modifications de couleur et de texture. La périhépatite était très-manifeste ; il ne suintait à la coupe aucun liquide biliaire, et l'organe criait sous le couteau ; la consistance était donc augmentée.

Dans certaines places, à l'intérieur même, et cela tout près des vaisseaux, on distingue des travées d'un blanc grisâtre, résistantes, et de véritables ilots composés d'un tissu ferme absolument différent du tissu hépatique normal. Quelquefois ces ilots touchent la périphérie. Dans d'autres places ils paraissent être indépendants des lésions de la capsule.

Examen microscopique. — A l'état frais on voyait une stéatose très-prononcée. Elle se retrouvait dans un grand nombre de points, pour la plus grande partie des cellules elles-mêmes. Dans des coupes faites après durcissement, on trouve une altération du parenchyme, très-prononcée en certains points : celle-ci est caractérisée par l'existence d'une véritable sclérose avec disparition des cellules. Dans d'autres points, les cellules isolées sont un peu atrophiées et touchent des ilots où l'on distingue de petits éléments cellulaires de nouvelle formation agglomérés, sans qu'il y ait dans ce point un véritable tissu conjonctif. Dans d'autres places quelques cellules subsistent, mais très-isolées. et surnageant pour ainsi dire au milieu de ces deux lésions : tissu conjonctif fibrillaire et petits éléments cellulaires de nouvelle formation. Pas de dégénérescence amyloïde.

Du côté des reins et de la rate, altération très-notable des capsules qui étaient épaissies et formaient des coques résistantes.

OBS. XI. *Alcoolisme et syphilis. Ascite. Anasarque. Cachexie. Foie non déformé. Cirrhose intra-lobulaire. Altération des cellules hépatiques.*

L'observation clinique de ce malade est très-incomplète. Voici ce que j'ai pu savoir : Infection syphilitique ancienne. Habitudes alcooliques. Il était entré dans le service pour un rupia syphilitique de l'abdomen. Il portait des traces d'anciennes syphilides ulcéreuses. Au bout de quelque temps on remarqua de l'anasarque sur le tronc et les membres inférieurs ; en même temps le malade s'affaiblit ; l'œdème étant très-prononcé à la région lombaire, on crut un instant qu'il se faisait quelque phlegmon profond dans la région des reins. Une ascite qui devint rapidement considérable fit changer d'avis, et on pensa à une lésion syphilitique du foie. On fut obligé de faire une ponction. Le liquide se reproduisit rapidement. Emaciation, marasme. Une rougeur érysipélateuse, presque sans réaction, se développe autour du rupia abdominal et précipite la mort du malade.

Autopsie pratiquée vingt-quatre heures après la mort.

Crâne. — Lorsqu'on veut enlever la calotte crânienne, on s'aperçoit qu'elle est retenue par des adhérences avec la dure-mère ; sur la face interne celle-ci n'offre rien de particulier. L'encéphale et ses enveloppes sont tout à fait sains.

Larynx. — Rien à noter.

Cavité thoracique. — Epanchement assez abondant dans les deux plèvres. La plèvre pulmonaire est épaissie et détermine des adhérences entre les différents lobes. Cet épaississement et ces adhérences sont plus marqués dans le poumon gauche. Celui-ci présente vers la partie antérieure de son lobe moyen une petite nodosité ovalaire du volume d'une pistache, assez dure, de consistance égale dans toutes ses parties et d'une couleur gris jaunâtre : on y trouve aussi plusieurs petits grains, gros comme la tète d'une épingle, d'une teinte beaucoup plus claire, et à contours mal limités. Les deux bases sont un peu congestionnées. Rien qui ressemble à des tubercules.

Cœur. — Volume moyen. Epanchement modéré dans le péricarde. Quelques plaques laiteuses sur le feuillet viscéral. Le myocarde est un peu décoloré. Les valvules aortiques présentent sur leur ligne d'insertion un épaississement blanchâtre ; cet épaississement existe aussi sur la portion de l'endocarde au-dessous des valvules ; l'une d'elles est en outre épaissie sur la ligne qui limite sa portion fibreuse. Léger épaississement de la valvule mitrale. Rien dans le cœur droit.

Cavité abdominale. — Ascite modérée, sans mélange de pus. Les anses intestinales sont unies entre elles par des adhérences récentes, molles, et faciles à rompre. Cependant, sur plusieurs points et notamment en se rapprochant du diaphragme, l'adhésion est solide et paraît déjà ancienne. Ainsi le côlon et le duodénum sont difficiles à séparer des parties voisines. L'estomac est tellement adhérent au foie, surtout dans les parties superficielles, qu'ils semblent tous les deux recouverts par une même membrane, sans solution de continuité. Les parois intestinales sont épaissies et comme œdématiées, avec des plaques blanches par intervalle, sur leur surface externe.

Foie. — Il est adhérent à tous les organes voisins, diaphragme, estomac, duodénum, etc.; les adhérences les plus solides sont avec le diaphragme; elles consistent en brides fibreuses très-multipliées qui occupent toute la face convexe : en déchirant tous ces moyens d'union, on parvient à isoler la foie, et on peut l'étudier séparément. Son volume et sa forme sont à peu près normaux. Il est généralement induré et de consistance lardacée. Le lobe droit tout entier et la face supérieure du lobe gauche sont recouverts d'une membrane blanchâtre continue, avec des marbrures de couleur brune. Cette membrane est constituée par une sorte de couenne qui se détache facilement sans se déchirer, et au-dessous on peut voir que la capsule propre du foie n'est pas épaissie. La face inférieure du lobe gauche, ainsi que du lobe de Spiegel, est lisse, sans épaississement de la capsule, ni production néo-membraneuse. Le foie, débarrassé de toutes les néoplasies qui le recouvrent, apparait avec une couleur gris un peu jaune ; sa surface n'est pas lobulée comme cela se voit ordinairement dans la cirrhose; elle est généralement lisse et uniforme. On aperçoit très-bien que le foie est plus grenu qu'à l'état normal, que les grains glandulaires sont plus accentués. De plus, il existe quelques saillies réelles, de couleur jaune biliaire, dont les plus grosses égalent le volume d'un noyau de cerise ; ces saillies sont rares et se sentent très-bien avec le doigt, comme de petits noyaux à la surface du foie, lorsqu'on a enlevé la couenne qui le recouvre.

A la coupe, on apprécie mieux encore l'induration lardacée de la glande ; le doigt s'y enfonce difficilement. Chaque incision fait saillir immédiatement sur les deux surfaces de la section, et de distance en distance, de petits îlots de substance qui ne sont autres que ceux que nous sentions tout à l'heure à la surface ; l'incision les a divisés, et chaque moitié est repoussée vers la surface de section comme par une compression périphérique. Ces îlots ont un volume variable ; les plus gros, qui sont les plus rares, atteignent le volume d'un gros pois, les plus petits celui de la tête d'une épingle. Tous se montrent en saillie, dès qu'on divise la substance hépatique ; quelques-uns des plus gros se laissent énucléer, et si on les comprime alors entre les doigts, ils s'écrasent absolument comme du tissu graisseux. Le tissu hépatique intermédiaire est lui-même infiltré partout d'une substance grise qui paraît suivre toutes les divisions de la veine porte et communiquer au foie sa résistance. Il n'y a pas de dégénérescence amyloïde. La vésicule biliaire contient de la bile d'aspect normal.

Rate. — Sa surface diaphragmatique présente une grande plaque blanche qu'on ne peut détacher comme celle du foie, et qui paraît faire corps avec la capsule. Dès qu'on l'incise, son tissu devient diffluent et s'en va en bouillie comme du chocolat. Son volume est à peu près normal.

Reins. — Volume normal. On les décortique très-facilement. Les couches corticales paraissent infiltrées, tant à la surface que dans l'épaisseur, d'une substance grise, analogue à celle du foie.

Il paraît y avoir eu chez ce malade, outre la péritonite ancienne et chronique qui a déterminé de solides adhérences entre tous les organes situés dans la concavité du diaphragme, une poussée récente de péritonite généralisée.

Examen microscopique du foie (fait par M. le Dr Hayem). — Au microscope on trouve une cirrhose intra et extra-lobulaire généralisée ; les acini sont découpés en petits ilots composés d'une dizaine de cellules au plus, quelquefois seulement deux ou trois ; ces îlots sont délimités par du tissu conjonctif formé de fibres s'entre-croisant en divers sens, et à évolution déjà très-avancée. La plupart des cellules hépatiques sont ou atrophiées ou infiltrées de granulations graisseuses. Les capillaires du foie sont, les uns très-dilatés, les autres au contraire effacés par la production conjonctive ; çà et là dans l'épaisseur des acini existent de petites nappes d'infiltration sanguine. Dans presque tout l'organe, la délimitation des acini est rendue impossible par les lésions que nous venons de décrire, ce qui donne à toutes ces préparations un aspect spécial, représentant le degré le plus avancé de la cirrhose intra-lobulaire. Dans ce cas les vaisseaux lymphatiques ne sont pas particulièrement altérés.

Cette observation se rapporte à un malade alcoolique et syphilitique tout ensemble. Il difficile de faire la part réciproque de chacune de ces deux influences ; mais en raison de la forme des altérations, nous doutons que la seconde ait joué dans leur genèse un rôle inférieur à celui de la première.

OBS. XII (*communiquée par notre collègue et ami M. Homolle*). *Gomme ulcérée du genou. Ictère cédant au traitement spécifique. Aucun autre accident. Gomme probable du foie ?*

Femme N..., 37 ans, soignée dans le service pour une gomme profonde de la partie externe et inférieure du genou. Sortie du service il y a deux mois, complètement guérie en apparence, n'ayant aucun trouble dans la santé générale. Traitement non suivi. Très-rapidement, reproduction d'une tuméfaction analogue à celle qui avait déjà existé, au côté externe de l'articulation du genou droit, au niveau de l'extrémité supérieure du tibia ; une ulcération s'est produite qui, peu à peu, sous l'influence du traitement s'est améliorée, et est aujourd'hui sèche, déprimée, recouverte d'une croûte brune entourée d'écailles épidermiques.

Au devant de la rotule droite, qui est manifestement plus large que du côté opposé, le derme est épaissi, empâté ; et sur une surface large comme une pièce de cinq francs existe une tuméfaction mal circonscrite, avec teinte rouge de la peau et exfoliation épidermique par larges lambeaux à la périphérie. Au centre est une croûte peu épaisse, non saillante, sans dureté, brune et sèche, avec une petite tache pâle où se produit un suintement peu abondant.

Il y a environ six jours, la malade s'est aperçue du début d'une jaunisse qui depuis est devenue intense ; le teint du visage est d'un jaune brun foncé, et les conjonctives sont très-jaunes. La muqueuse buccale et surtout celle du pharynx présente une teinte analogue. Les dents ont un liséré gris très-prononcé. L'appétit depuis ce temps est beaucoup diminué, la malade a souffert de la tête ; elle a ressenti quelques démangeaisons. Il existe à l'épigastre et au cou de petites papules peu saillantes, roses, au niveau desquelles les démangeaisons ne sont pas plus intenses qu'ailleurs.

Le foie semble plutôt diminué qu'augmenté de volume ; on ne peut sentir au niveau du rebord costal aucune tuméfaction, aucune nodosité ; la percussion et la palpation ne déterminent aucune douleur. Il n'y a pas d'ascite.

La malade ne peut reconnaître à son ictère aucune cause évidente ; elle n'a eu aucune espèce d'accidents comparables à une colique hépatique ; n'a eu ni émotions, ni colères, n'a apporté aucun changement dans son régime habituel.

En l'absence de toute cause occasionnelle, il semble que l'ictère est sous la dépendance directe de la syphilis, peut être par le fait du développement d'une gomme comprimant les voies biliaires.

Le 31. L'ictère est considérablement foncé. Il n'y a aucun malaise général, sauf de l'anorexie, peu prononcée. La malade n'a point eu d'épistaxis ni d'hémorrhagies par aucune voie. Les selles sont très-décolorées, argileuses. Pouls un peu plus rapide qu'à l'état normal, 84 (fébrile pour un ictère). Le foie reste toujours peu volumineux. Sirop de Gibert.

2 janvier. Ictère persistant, plus foncé. L'eschare augmente d'étendue à la région prérotulienne. P. 80. Mal de tête, étourdissement ; pas d'appétit.

Le 3. Le sillon s'est formé tout autour de l'eschare, large comme une pièce de 1 franc. Une zone indurée s'étend tout autour du sillon.

Les écailles blanches, sèches, à la partie externe du genou, se détachent.

Le 6. La croûte épidermique est tombée au côté externe du genou et a laissé au point où elle s'est détachée un épiderme presque normal. L'eschare prérotulienne est complètement circonscrite par un profond sillon ; elle est ramollie et un peu mobile sur les parties profondes auxquelles elle adhère encore par un tissu celluleux mortifié. Au-dessus du genou, et en apparence au niveau du tendon des extenseurs de la jambe est une induration mal délimitée, non adhérente à la peau, mobile sur les parties profondes. L'ictère persiste avec selles décolorées, démangeaisons, pesanteur de tête sans céphalalgie, sans vertige. Pas d'épistaxis. Apyrexie complète. Cœur sain.

Le 9. L'ictère reste stationnaire. La gomme ramollie forme une masse jaunâtre lardacée, plus rouge vers le centre, plus infiltrée de pus à la périphérie, un peu mobile sur les parties profondes en ce point, plus adhérente au centre.

Le 14. Pas d'accidents nouveaux, mais l'ictère conserve les mêmes caractères. Pas d'augmentation de volume du foie, pas de douleur hépatique. La gomme est complètement éliminée ; il reste une surface granuleuse entourée par une peau circulairement coupée à pic, décollée dans une petite étendue.

Le 30. Le foie est petit, ne peut être atteint par la palpation. La région n'est pas douloureuse. L'ictère persiste avec teinte brune, sans accidents nouveaux, sans nausées, mais l'appétit est mauvais.

3 février. L'ictère diminue un peu. Les selles sont colorées. L'urine moins foncée ne donne pas de réaction de la bile.

Le 6. La cicatrisation de la gomme du genou fait des progrès ; sur plusieurs points les bords sont de niveau.

Le 9. La teinte ictérique diminue de jour en jour. La peau des mains est presque naturelle.

Le 18. Cicatrisation rapide. Un peu de douleur dans la région hépatique.

Le 20. Amélioration considérable : la face n'a plus qu'une teinte ictérique très-peu accentuée. La malade est levée presque tout le jour. L'appétit revient.

Obs. XIII. — *Accident primitif datant de huit ans. Syphilis hépatique. Double récidive. Cachexie. Mort. Cicatrices du foie. Cirrose intra-lobulaire. Dégénérescence amyloïde. Lésions rénales.*

J..., 24 ans, vidangeur, est entré à l'hôpital Saint-Louis (service de M. Hardy), le 9 janvier 1873. Il avait eu huit ans auparavant un chancre suivi d'accidents secondaires et il portait encore sur le front des cicatrices assez profondes, traces d'une ancienne syphilide ulcéreuse. Il était aussi, d'après ses propres renseignements, assez buveur (peu d'eau-de-vie, mais beaucoup de vin). Il entra une première fois, il y a trois ans, dans le service de M. Hardy; il avait de l'ascite et des phénomènes dyspeptiques. Après un examen et en raison des antécédents, on pensa qu'on pouvait bien avoir affaire à une syphilis viscérale et l'on fit l'expérience du traitement. Soumis à l'iodure de potassium et au vin diurétique, en cinq semaines le malade fut remis sur pied et en état de reprendre son travail, fort pénible du reste.

Dix-huit mois plus tard, il entrait de nouveau dans le même service avec les mêmes accidents que la première fois; on institua le même traitement. Il resta six semaines à l'hôpital et sortit guéri. Enfin le 9 janvier de cette année, il se présenta pour la troisième fois à la consultation de l'hôpital Saint-Louis: il avait le ventre distendu, un œdème considérable des membres inférieurs. Nous pûmes alors constater ce qui suit: le foie était volumineux; il y avait un épanchement abondant dans le péritoine: la rate, à la percussion, paraissait normale; les jambes étaient fortement œdématiées, les battements du cœur étaient nets et réguliers. Le malade n'avait ni diarrhée ni vomissements, mais il avait perdu l'appétit; il n'avait pas et n'avait jamais eu d'ictère. Il se plaignait de douleurs dans les reins. On examina ses urines: elles contenaient des flots d'albumine; du reste il urinait peu. Il ne toussait pas, et l'auscultation des poumons ne révélait rien de particulier. L'état général n'était pas brillant; le malade était très-amaigri, il avait dû, depuis plusieurs jours, quitter son travail, parce qu'il n'était plus assez fort, et de fait, il avait bien les apparences d'un homme épuisé. On lui prescrivit du chiendent nitré, du lait et 2 gr. d'iodure de potassium chaque jour. Malgré cela, il urinait assez peu. Deux jours après son entrée, on constata au-dessus de la fesse gauche un petit abcès sous-cutané.

Le 13, il y eut quelques vomissements verdâtres et, le 14 au soir, il tomba dans une sorte de coma qu'il a conservé jusqu'à sa mort survenue le 15. Il était étendu sans mouvement, les pupilles un peu contractées. La sensibilité était abolie: il n'y avait point de mouvements réflexes. Au toucher, la peau paraissait fraiche. Le malade comprenait et répondait même si on lui parlait un peu fort; il disait n'avoir aucune douleur. Si on lui demandait de serrer la main il faisait le mouvement ordonné, mais il n'exerçait aucune pression.

Le 15 à dix heures du matin, la température axillaire, prise avec un thermomètre Leyser était de 31°,2; le pouls battait 36 fois par minute ; les battements du cœur étaient réguliers, les bruits non altérés ; en face de pareils symptômes, on pensa qu'on avait affaire à des accidents urémiques. Le malade mourut sans convulsions à trois heures de l'après-midi.

Autopsie. — Les poumons n'offraient rien de particulier. Le cœur était un peu hypertrophié ; sur certains points les fibres sont infiltrées de nombreuses granulations graisseuses. La rate avait un volume à peu près normal ; on voyait par places un épaississement blanchâtre de la capsule. A la coupe le tissu était gorgé de sang et plus foncé en couleur que de coutume.

Foie. — Le foie est volumineux, sa forme générale est peu modifiée. Le lobe droit est très-adhérent au diaphragme ; il faut, pour le retirer, déchirer les parties superficielles de son tissu qui cède plus facilement que celui des adhérences. A la surface de l'organe, on remarque des plaques plus ou moins larges, lisses, comme nacrées, ne faisant aucune saillie, et de couleur blanchâtre ; la plus large de ces plaques, qui atteint bien les dimensions de la paume de la main, occupe la partie moyenne de la face convexe. On s'assure facilement par des coupes que ces plaques se continuent à leur périphérie avec la capsule de Glisson, dont elles ne paraissent être qu'un épaississement. La surface de l'organe présente une autre particularité : c'est l'existence en plusieurs points de dépressions froncées et comme radiées, dont la profondeur dépasse pour quelques-unes 1 centim., et qui rappellent l'aspect des cicatrices rétractiles de la peau : il semble qu'il y ait eu là destruction du tissu hépatique et cicatrice consécutive. Toutes ces dépressions n'ont pas la même forme ; la plus accusée occupe la partie postérieure du lobe droit ; elle offre comme un centre plus profond d'où divergent irrégulièrement plusieurs branches qui se rapprochent de la superficie à mesure qu'elles s'éloignent du point central ; elle est entourée d'adhérences au diaphragme. En faisant une coupe à ce niveau, on constate une grande épaisseur de la capsule, dont le tissu fibreux se prolonge en travées de plus en plus minces dans la substance hépatique sous-jacente. Une autre dépression sur le bord antérieur du lobe gauche a complètement détruit ce bord en ce point, et fait qu'il est interrompu par une échancrure étroite et profonde. Il existe encore d'autres dépressions cicatriformes, moins accusées que celles-ci.

A la coupe, on constate que le tissu hépatique n'a pas son aspect et sa coloration habituels. D'abord il est plus dense et plus résistant ; le doigt ne s'y enfonce que difficilement. Les bords de la coupe correspondant à la surface de l'organe présentent un liseré blanc grisâtre dont la largeur, au niveau de la grande plaque blanche que nous avons mentionnée sur la face convexe, atteint bien 5 millim. ; de ces bords partent des travées fibreuses qui sillonnent l'organe en tous sens ; beaucoup plus accusées au niveau des dépressions cicatriformes, ces travées ne paraissent pas étrangler la substance hépatique, et il est certain que celle-ci ne présente pas ces granulations saillantes qui sont le fait de la cirrhose alcoolique ; elle a seulement changé de couleur, et est plus jaune qu'à l'état normal. La substance fibreuse domine en certains points et forme de petits amas, variant du volume d'une lentille à celui d'un gros pois ; ceux-ci ne sont pas circonscrits et se continuent en tous sens avec les cloisons interlobulaires.

En examinant certaines coupes, on est frappé par un reflet brillant, comme verni et demi-transparent, qui rappelle l'aspect de la dégénérescence amyloïde ; avec un peu d'attention, on constate cet aspect plus ou moins accusé sur toutes les coupes de l'organe ; celles-ci sont traitées par la teinture d'iode et l'acide sulfurique, et l'on peut facilement observer la réaction caractéristique de la dégénérescence amyloïde.

La vésicule biliaire, d'un volume normal, est remplie par de la bile brunâtre.

Reins. — Leur volume et leur forme générale sont normaux. La surface n'est pas uniforme, mais légèrement bosselée. La capsule d'enveloppe, amincie, se détache difficilement, surtout sur le rein gauche, où on ne peut l'enlever que par petits lambeaux. Sur les points où elle est enlevée, les bosselures deviennent plus apparentes. La couleur n'est pas uniforme et il existe sur les deux faces de petites taches d'un gris jaunâtre. A la coupe, les deux reins offrent le même aspect que les sections du tissu hépatique. C'est toujours ce même reflet luisant, légèrement granuleux, rappelant tout à fait, surtout lorsqu'on regarde obliquement, la semoule cuite. Cet aspect existe surtout dans la portion corticale. Dans cette même portion, la consistance du tissu est augmentée ; sa couleur n'est pas uniforme, elle est à peu près semblable à celle de la néphrite Brightique, mais il n'y a pas l'état granuleux qu'on remarque dans cette dernière ; c'est à première vue une simple hyperplasie interstitielle. Quant à la dégénérescence amyloïde, elle devient évidente par les mêmes procédés qui l'avaient montrée dans le foie. Les bassinets n'offrent rien de particulier.

Encéphale. — Les méninges sont dans l'état normal ; le tissu encéphalique à une consistance ferme et n'offre en aucun point de lésion apparente. On trouve seulement dans les ventricules quelques cuillerées (peut-être 3 ou 4) de sérosité sanguinolente.

Examen microscopique. — Le foie présente ici, sauf les tumeurs gommeuses, les mêmes lésions que ceux des observations précédentes ; l'altération fondamentale est toujours une hyperplasie interstitielle ayant dissocié les éléments glandulaires en même temps qu'elle produisait un épaississement de la capsule de Glisson. Toutefois les diverses lésions ne paraissent pas être du même âge : celles qui semblent les plus anciennes consistent en travées fibreuses parcourant le foie en divers sens. Ces travées sont surtout constituées par des fibres de tissu conjonctif entre lesquelles on voit quelques éléments cellulaires ; elles sont parcourues par de nombreux vaisseaux. Les lésions qui nous ont paru plus récentes sont constituées par une hyperplasie conjonctive d'éléments nucléaires et cellulaires qui, tantôt apparaissent isolés de toute substance glandulaire, tantôt sont entremêlés de quelques rares cellules hépatiques ; en certains points on en compte à peine 10 à 12 dans le champ microscopique. Les acini sont partout déformés ou dissociés ; les cellules infiltrées de matière amyloïde et dans quelques points envahies par la dégénération graisseuse.

Dans les reins on constate aussi un épaississement de la substance conjonctive entre les tubuli de la couche corticale ; presque partout dans les glomérules de Malpighi les vaisseaux sont infiltrés de matière amyloïde.

Chez ce malade, en raison des antécédents, de la marche de la maladie, de l'influence du traitement, et de la forme des lésions, la syphilis hépatique ne saurait laisser de doute. Elle nous paraît avoir procédé par poussées successives, dont les suites accumulées ont peu à peu transformé tout le tissu du foie, et dès lors entravé ses fonctions dans une mesure irréparable.

CHAPITRE III.

DE L'ICTÈRE COINCIDANT AVEC LES ÉRUPTIONS SECONDAIRES.

C'est en 1853 que M. Gubler publia, dans les bulletins de la Société de biologie, son *Mémoire sur l'ictère qui accompagne quelquefois les éruptions syphilitiques précoces*. Ainsi annoncée, la chose était vraiment originale : si, en effet, comme nous l'avons vu, les rapports de la syphilis avec certaines lésions du foie étaient depuis longtemps connus ; si, à certaine époque, on les avait même exagérés, personne encore n'avait signalé ce point spécial d'un ictère apparaissant dans les conditions déterminées qu'indiquait M. Gubler. Nous devons pourtant signaler deux faits observés antérieurement par M. Ricord (1), dont l'un surtout a une réelle valeur au point de vue qui nous occupe ; mais, bien que ces faits eussent frappé l'illustre clinicien, ils étaient incomplets, peu approfondis, et passèrent presque inaperçus.

Le travail de M. Gubler contient cinq observations personnelles d'ictère coïncidant avec les premières éruptions de la syphilis, et nous croyons, tout comme lui, qu'il y a là plus qu'une simple coïncidence. Mais peut-être cependant est-il allé trop loin dans ses conclusions : c'est ce que nous examinerons tout à l'heure. Rappelons seulement que, pour lui, cet ictère précoce révélait « une première tentative de la syphilis sur le foie, » et que celle-ci, faute d'un traitement spécifique, pouvait dégénérer en « une maladie grave ou mortelle. »

L'attention une fois provoquée, on vit surgir plusieurs observations nouvelles qui semblaient confirmer celles de M. Gubler. Nous citerons en particulier un fait très-intéressant rapporté par M, Ach. Foville (2), dans lequel l'ictère fut précédé d'un zona thoracique, et deux mémoires publiés par M. Luton dans le *Moniteur des Hôpitaux* (3) renfermant en-

(1) Clinique iconographique.

(2) Gaz. hebd., 1858, n° 24.

(3) Monit. des hôpitaux, 1856 et 1857.

semble sept observations. Enfin, dans leurs livres récents sur la syphilis, M. Fournier et M. Lancereaux déclarent qu'ils ont observé plusieurs fois cette forme d'ictère, et nous-même avons pu réunir trois observations de cette même affection.

A quelle époque apparaît l'ictère ?

Il est difficile d'établir une durée moyenne entre le moment de l'infection et l'époque où l'ictère (1) apparaît; mais on peut dire qu'en général il coïncide avec les premières manifestations secondaires, ou, plus exactement, avec les premières éruptions cutanées ; nous voyons, en effet, dans plusieurs observations les plaques muqueuses du pharynx ou des parties génitales précéder, même de loin, son apparition. « Dans tous les cas disait, M. Gubler, l'ictère s'est montré comme un accident précoce, accompagnant les syphilides exanthématiques. » Ce mot *exanthématique* doit être ici entendu dans le sens d'Alibert et des vieux médecins, car, dans les faits mêmes de M. Gubler, il s'agit de syphilides aussi bien papuleuses que maculeuses.

Mais l'ictère est-il exactement contemporain de l'éruption, la suit-il ou la précède-t-il? Cela a peu d'importance lorsque les deux symptômes ne sont séparés que par un léger intervalle comme il arrive presque toujours. Nous dirons toutefois, qu'il est souvent difficile d'estimer le moment précis de leur apparition réciproque, et cela pour deux raisons : d'abord,

(1) Il ne s'agit là évidemment que de l'ictère accompagné d'éruption, le seul qui nous occupe ici.

les premières traces de l'ictère ou de la roséole passent souvent inaperçues pour le malade; en second lieu, lorsque l'ictère est très-intense, l'éruption peut être difficile à distinguer pour le médecin : c'est ce qu'avait déjà remarqué M. Ricord. Quant à l'ictère qui suivrait ou précéderait de loin l'éruption, nous n'avons pas à nous en occuper.

Une remarque à laquelle M. Gubler attachait une grande importance, c'est qu'aucun des malades dont il rapportait l'histoire n'avait subi de traitement mercuriel avant l'apparition de la jaunisse. Ce fait qui pouvait avoir une certaine valeur, à une époque où l'on accusait le mercure des accidents hépatiques de la syphilis, n'est plus aujourd'hui qu'un vain argument et il serait du reste en contradiction avec l'observation de M. Foville et avec plusieurs autres faits, dont l'un a été observé par M. Gubler lui-même (1). Un autre point intéressant dans l'observation de M. Ach. Foville, et qui nous paraît en opposition avec ce qui a été généralement observé, c'est que sa malade était infectée de syphilis depuis plus d'un an lorsque l'ictère parut, et que, dans cet intervalle, elle avait eu déjà deux roséoles; ce qui ne l'empêcha pas d'en avoir une troisième comme acccompagnement obligé de son ictère. Le mémoire de M. Luton (1857) contient aussi un fait analogue. Nous avions donc raison de dire qu'il est difficile d'indiquer une durée moyenne entre le moment de l'infection et l'époque de l'ictère. Mais peu nous importe; actuellement il nous suffit de bien établir ce point dont nous montrerons plus tard toute

(1) Luton, Mém. de 1856, obs. 2.

l'importance : l'ictère que nous décrivons *coïncide toujours avec une poussée éruptive* et nous pouvons ajouter, avec une éruption généralisée.

Symptômes et marche.

« C'est, dit M. Fournier, un ictère analogue, identique même à l'ictère le moins spécifique, à la jaunisse la plus vulgaire. » Voici en effet comment les choses se passent dans la majorité des cas: le sujet a contracté la syphilis il y a quelques mois; il a eu ou n'a pas eu quelques manifestations secondaires; mais déjà il ne songe plus à tous ces accidents, sa vie est régulière et sans aucun excès, lorsqu'il est pris tout à coup de malaise, courbature, céphalalgie, fièvre légère avec inappétence; la langue est chargée et il y a le plus souvent de la constipation; on n'observe nulle part de douleur aiguë; pendant quelques jours ces prodromes augmentent d'intensité, au grand étonnement du malade qui cherche en vain à se les expliquer; puis l'éruption arrive, le malade va trouver le médecin, et c'est habituellement celui-ci qui découvre sur les conjonctives les premières teintes de l'ictère, qui se confirme les jours suivants de la façon la plus manifeste : la couleur jaune apparaît sur tout le corps, et l'acide nitrique décèle dans l'urine la matière colorante biliaire. La coloration peut augmenter d'intensité et les troubles gastriques se maintenir pendant quelques jours encore. Si l'on percute le foie, on trouve souvent une légère augmentation de volume, et la pression sur l'hypochondre droit ou sur l'épigastre est parfois douloureuse.

Mais ces phénomènes ne sont jamais de longue durée: soit spontanément, soit par l'influence d'un purgatif ou des alcalins, les signes du catarrhe gastro-intestinal s'amendent rapidement; l'appétit revient, la langue se nettoie, la constipation ou la diarrhée s'arrêtent; puis l'ictère pâlit, et en même temps l'éruption spécifique, d'abord comme masquée, devient plus évidente; le foie reprend son volume, quoique plus lentement, et, au bout de deux ou trois semaines, il ne reste plus de trace de jaunisse. Quant à la syphilide, elle a suivi son cours habituel: il se peut, surtout lorsqu'il s'agit d'une roséole, qu'elle disparaisse en même temps que les derniers vestiges de l'ictère, (beaucoup de roséoles ne durent pas plus de trois ou quatre semaines); mais, plus souvent, elle persiste après lui, et sans que sa durée paraisse le moins du monde en être influencée.

Nous transcrivons ici une observation qui résume les traits principaux de l'affection qui nous occupe. Elle est empruntée au 2e mémoire de M. Luton, celui de 1857.

Obs. XIV. — *Roséole syphilitique. Ictère.*

Le 12 février 1857, est entré à l'hôpital Saint-Antoine, salle Saint-Antoine, n° 9, service de M. Aran, le nommé D..., boucher, âgé de 35 ans. Constitution forte, tempérament lymphatico-sanguin. Il y a quatre ans, rhumatisme articulaire aigu de un mois de durée. Cet homme dit qu'il est fort mangeur, mais qu'il digère toujours facilement; il ne fait jamais d'excès alcooliques. Il y a dix mois, il a eu sur la face dorsale de la verge une ulcération large comme une pièce de 50 centimes, qui a suppuré pendant six semaines. Il lui est resté une plaque indurée qui comprend toute l'épaisseur de la peau et qui est recouverte d'une cicatrice brune. Aucun traitement antérieur.

Le 4, D... a été pris tout à coup de fièvre, céphalalgie, difficulté d'avaler.

Le 9. Apparition, sans aucune douleur, d'une éruption générale, dont le caractère n'a pas changé depuis, dit le malade. A son entrée, sa voix est enrouée; ses yeux sont brillants; ses conjonctives sont injectées, avec une coloration ictérique. Le fond de la peau est même un peu jaune sous l'éruption que nous allons décrire. Cette éruption ne s'est pas montrée à la face; mais elle recouvre toute la face antérieure de la poitrine, de l'abdomen et des membres: ce sont des plaques érythémateuses, légèrement saillantes, d'un rose foncé, disparaissant par la pression, mais laissant une coloration jaunâtre de la peau. Adénopathie bis-inguinale, multiple, indolente; ganglions engorgés derrière l'insertion supérieure du sterno-mastoïdien. Langue blanche, très-sale; rougeur très-vive du fond de la gorge; amygdales volumineuses; sur l'amygdale gauche, ulcération étroite, allongée. Pas d'appétit; constipation; chaleur modérée; 88 pulsations. Le foie déborde le rebord des fausses côtes, en dehors, de près de deux travers de doigt. La pression à l'épigastre n'est pas douloureuse; il ne sait pas si sa jaunisse était antérieure à l'exanthème. Les urines sont fortement colorées et verdissent par l'acide nitrique (prescription : éméto- cathartique).

Le 15. La rougeur et le gonflement des amygdales ont bien diminué. L'exanthème n'a pas varié. — 4 pilules bleues, tisane de Feltz.

Le 18. L'ictère a disparu presque complètement; le foie est moins gros; la syphilide a pâli.

2 mars. La plaque grisâtre de l'amygdale gauche est cicatrisée. Les taches syphilitiques sont remplacées par des taches d'un brun foncé qui disparaissent peu à peu. Le malade est pris les jours suivants de rhumatisme articulaire aigu que l'on traite par les préparations iodiques.

Le 22. Il peut reprendre son traitement mercuriel. Les accidents secondaires ont complètement disparu. Il n'y a pas d'ictère, mais le foie continue à dépasser d'un travers de doigt le rebord des fausses côtes.

Exeat le 25 mars.

Telles sont, en résumé, les allures symptomatiques que revêt le plus souvent l'ictère précoce de la syphilis; on voit déjà qu'elles n'ont rien de spécial, si ce n'est peut-être leur cause, ce qu'il nous faudra démontrer. Mais elles ne suivent pas toujours exactement le type que nous avons décrit; on observe des différences individuelles comme il y en a toujours entre deux malades atteints de la même maladie, et ces différences, si l'on oubliait le fait principal, sembleraient autoriser aussi une interprétation différente. Par exemple, lorsqu'on n'a pas observé le malade au début, et qu'il faut se fier à ce qu'il raconte, on peut avoir des doutes sur la coïncidence de l'éruption et de l'ictère. Cela pourrait même servir d'argument à ceux qui considèrent l'ictère accompagnant les éruptions précoces comme tout à fait indépendant de ces éruptions. Tout à l'heure, en étudiant la nature et l'origine de la maladie, nous discuterons la valeur de cet argument; mais nous ajouterons dès à présent ceci : parmi les malades que l'on a vus seulement en pleine évolution, plusieurs avaient parfaitement observé l'apparition simultanée de l'ictère et des syphilides, et ceux que l'on a pu observer dès le début ont toujours présenté cette coïncidence.

Nous avons dit, et cela est de la plus haute importance, qu'on cherchait en vain dans les antécédents des malades quelqu'une des causes (écart de régime, violente émotion, etc.,) qui expliquent habituellement le développement d'une simple jaunisse. Tous les faits consignés sont d'accord là-dessus; et cependant, il est arrivé quelquefois, qu'à force d'interroger un malade pour éviter toute chance d'erreur, on finissait par lui arracher qu'il avait eu en effet quelques chagrins, qu'il avait été mouillé par la pluie, que son régime était trop substantiel, etc., etc. Certes on ne saurait, dans les cas dont nous parlons, attribuer l'ictère à ces seules circonstances; mais n'ont-elles pas joué le rôle de causes prédisposantes? Cela est fort possible, ou même fort probable. Quand on considère, en effet, le nombre si restreint de ces ictères relativement à la cause qui les provoque, n'est-il pas judicieux de rechercher une prédisposition soit dans l'individu même, soit dans quelques circonstances extérieures. Et à ce propos, nous ne pouvons oublier que, sur une quinzaine d'observations que nous connaissons, deux se rapportent à des femmes grosses (1). M. Gubler, à qui l'on en doit une, se donne beaucoup de mal pour prouver que dans ce cas l'ictère n'était pas le fait de la grossesse, et même il n'est pas éloigné de croire que la grossesse ne produit jamais l'ictère. Nous ne le suivrons pas dans cette discussion : nous croyons comme lui que, dans le fait qu'il rapporte, l'ictère est surtout imputable à l'influence syphilitique; mais doit-on tout à fait négliger la circonstance de grossesse lorsqu'on songe, d'une part, à ce fait général d'altérations hépatiques chez les femmes gravides (2), d'autre part, à ce que, dans le fait de M. Gubler, les troubles gastriques précurseurs de l'ictère présentèrent une gravité inaccoutumée.

Cela nous amène à dire que les phénomènes généraux, dans l'affection qui nous occupe, sont d'une intensité variable : entre l'ictère se formant pour ainsi dire à froid, apyrétique, n'entraînant qu'un peu de malaise et d'inappétence, et l'ictère accompagné de fièvre, de douleur dans l'hypochondre, de céphalalgie et de vomissements, tous les degrés sont possibles; on n'a pas, que je sache, noté de rapport entre la gra-

(1) L'une est dans le mém. de M. Gubler, l'autre dans le 2e mémoire de M. Luton.

(2) Th. de Cazeaux.

vité de ces accidents et la forme de l'éruption. De même, nous trouvons le foie tantôt augmenté de volume (4 f. sur 11) et atteignant en hauteur jusqu'à 20 et 22 cent., tantôt d'un volume normal, jamais diminué. On observe très-rarement des douleurs spontanées dans l'hypochondre droit ou l'épigastre; plus souvent, la pression et surtout la percussion sont douloureuses.

Nous ne saurions trop nous appesantir sur ce point, que l'ictère dont il est ici question est une affection très-rare. C'est à coup sûr, par une faveur du sort, que M. Gubler a pu en observer cinq cas dans l'espace de quatre ans. Frerichs qui, dans son traité si complet des affections du foie, a consacré un chapitre entier à la syphilis, ne fait aucune allusion à cette forme d'ictère. Nous n'avons pu, nous-même, en observer dans l'espace d'un an, au milieu d'un service dont la moitié environ était constituée par des syphilitiques aux diverses périodes, et en interogeant les médecins qui pratiquent depuis longtemps à l'hôpital Saint-Louis, nous avons pu nous convaincre que notre année, sous ce rapport, n'avait rien d'exceptionnel. Dans les rares occasions où M. Hillairet a observé l'ictère précoce, il lui a toujours paru sollicité par la constitution saisonnière, et, depuis plus de vingt ans qu'il est dans le même hôpital, M. Hardy n'en a pas vu un seul cas qu'on pût raisonnablement imputer à la syphilis. M. Fournier le croit un peu plus fréquent chez la femme que chez l'homme; cependant, sur 15 observations que nous avons pu rassembler, nous trouvons 9 hommes et 6 femmes.

Nous l'avons déjà dit, la marche de cet ictère est toujours très-simple et sans complications ; sa durée est de quinze jours à un mois : mais les troubles gastriques du début ne durent bien souvent que trois à six jours, puis toutes les fonctions s'accomplissent normalement ; il ne reste que l'ictère. Quant à la terminaison, nous dirions qu'elle est toujours heureuse si nous ne trouvions dans le livre de M. Fournier un cas, (1) auquel manque il est vrai la sanction nécroscopique, « qui aboutit à des symptômes graves d'adynamie et se termina par la mort ». Nous ne nous arrêtons pas du reste sur ce fait si intéressant quoique incomplet, nous réservant de dire plus loin ce que nous pensons de *l'ictère grave syphilitique.*

M. Gubler, dans son mémoire, nous semble ne pas mettre en doute l'heureuse influence de la médication spécifique sur l'affection qu'il décrit ; s'il n'en fait pas une preuve de sa nature syphilitique, parce que, dit-il, « les préparations hydrargyriques qui sont le remède par excellence des accidents secondaires, sont aussi un des meilleurs moyens à employer contre différentes affections du foie », elle n'en figure pas moins dans la prescription de tous ses malades, et il y fait sans nul doute allusion lorsque, dans ses conclusions, il annonce aux praticiens « qu'ils auront quelquefois la satisfaction d'arrêter la marche d'une maladie grave ou mortelle ». Pour juger la médication, un élément nous manque dans les observations de M. Gu-

(1) Nous ne savons du reste si ce fait, qualifié par M. Fournier *ictère secondaire*, rentre au point de vue nosographique dans la forme que nous décrivons.

bler : la durée exacte de la maladie. Deux fois seulement nous voyons que l'ictère dura à peu près trois semaines; dans les autres cas, il est dit simplement qu'il ne fut pas de longue durée ou qu'il disparut avant l'éruption, ce qui est un peu vague et ce qui n'indique pas du tout qu'il ait cédé au traitement. Mais si nous mettons à profit les faits publiés ou observés depuis 1853, nous arriverons à une conclusion qui diffère de la sienne. Nous voyons en effet que, dans les cas où l'on a administré dès le début un purgatif suivi ou non de préparations mercurielles, la durée de l'ictère a été moindre que dans les autres; dans un cas même il n'a pas duré plus de dix jours. Dans l'observation VII du mémoire de M. Gubler, nous voyons un malade, dont l'ictère et l'éruption dataient de deux semaines environ, au moment où il se présenta à l'hôpital : « il était vierge de tout traitement interne » ; cependant « l'ictère était déjà en voie de décroissance....., l'appétit était revenu, les fonctions digestives s'exécutaient régulièrement et le malade mangea immédiatement deux portions ». Le malade observé par M. Foville eut un ictère « assez intense » qui dura « dix ou douze jours environ » et disparut sans préparations mercurielles. Voilà donc une série de faits qui ne prouvent guère la nécessité du traitement spécifique. Quant à nous, nous pensons que, lorsqu'un sujet reconnu syphilitique est pris des symptômes précurseurs de l'ictère, la médication mercurielle est tout au moins inutile, car l'état de la muqueuse digestive ne prête guère aux absorptions; il faut donc attendre pour la prescrire, ou l'interrompre si elle est déjà prescrite; les purgatifs salins ou même dans certans cas un éméto-cathartique sont au contraire indiqués, et ils abrégeront le plus souvent la durée des phénomènes généraux ; ceux-ci disparus, il sera opportun de commencer le traitement spécifique sans attendre l'extinction de la jaunisse : car s'il est, dans notre pensée, sans action sur elle, il est de la plus haute utilité contre les accidents qui l'ont provoquée.

NATURE DE LA MALADIE.

Nous voici arrivé aux interprétations ; mais, auparavant, indiquons et limitons exactement les faits à interpréter. Le problème reste pour nous tel qu'il a été posé par M. Gubler, dans les mêmes termes et les mêmes limites : il ne s'agit donc ici, bien entendu, que de l'*ictère qui accompagne quelquefois les éruptions syphilitiques précoces* ; nos observations ne se rapportent qu'à cette forme d'ictère ; cette forme seule est en discussion. Aussi avons-nous, dès le début, évité avec soin de la désigner par les mots *ictère secondaire* qui se trouvent cependant dans les chapitres de M. Fournier et de M. Lancereaux relatifs à ce sujet ; à notre avis le terme *secondaire* est ici un peu large ; il se rapporte à une période d'évolution diathésique dont les limites actuellement sont un peu vagues ; elles oscillent chaque jour davantage, et tel accident qui pour l'un appartient à la syphilis secondaire rentre pour l'autre dans la syphilis tertiaire. Du reste, ainsi conçue, l'expression d'*ictère secondaire* ne saurait admettre une interprétation unique ; et, si nous tentons tout à l'heure une explication pour la forme ici décrite, nous nous garderions bien de l'appliquer à tous les ictères qui peuvent survenir dans la période secondaire de la syphilis : il faut qu'ils soient liés à une éruption et passagers comme elle.

Lorsqu'un malade se présente avec un ictère et une roséole, il faut nécessairement admettre qu'il y a chez lui au moins deux organes lésés : la peau d'une part, l'appareil biliaire de l'autre. La lésion cutanée, nous la voyons; elle s'offre à nos yeux avec des caractères faciles à déterminer et dont la signification nous est connue : c'est une roséole syphilitique. Mais la lésion viscérale, celle qui affecte l'appareil biliaire, nous est entièrement cachée; elle existe, puisque nous en voyons sur la peau les effets certains; mais rien dans ces effets, pris en eux-mêmes, ne nous indique ni sa cause, ni sa nature. Ce sont là deux problèmes qu'il nous faut élucider.

1° *L'ictère dépend-t-il de la syphilis?* — L'influence de la syphilis sur le développement de l'ictère n'est plus guère, aujourd'hui, ni contestée, ni contestable. C'est un point que M. Gubler a eu le mérite de bien mettre en évidence, et tous les auteurs qui ont décrit plus tard cette forme d'ictère, sont unanimes à reconnaître qu'elle est étiologiquement liée aux manifestations de la syphilis. Les observations de Gubler et de Luton, celles que nous y avons jointes, sont une preuve suffisante de cette connexion, et il suffit de les lire avec soin pour se convaincre qu'il y a non-seulement connexion chronologique, mais aussi connexion physiologique; si bien que, dans notre pensée, l'ictère ne saurait exister sans la manifestation cutanée. Mais, de cette coexistence forcée, il résulte qu'on ne saurait non plus considérer l'accident hépatique comme un effet direct de la syphilis : l'effet direct, c'est l'éruption ; mais la poussée éruptive ne se fait pas sans être accompagnée de certains troubles généraux, sympathiques, affectant de préférence, selon les sujets, tel ou tel appareil, et produisant parfois des modifications organiques qui engendrent l'ictère. En somme, on pourrait dire de l'ictère ce que M. Diday disait de certains prodromes de la syphilis : « Sans doute, ils ne se déclarent que parce que la syphilis existe ; mais elle en est l'occasion, non la cause directe. » Du reste, on comprendra mieux notre pensée, quand nous aurons exposé à quel ordre de lésions nous rattachons l'ictère.

2° *Par quel mécanisme se produit l'ictère?* — L'ictère est un phénomène à étiologie complexe, et qui peut dépendre des causes les plus diverses. Depuis le simple catarrhe des voies biliaires, jusqu'aux dégénérescences organiques du foie, on trouve toute une série de lésions susceptibles de déterminer la résorption biliaire et par suite la coloration jaune des tissus. Mais, en admettant l'influence provocatrice de la syphilis, nous élaguons du même coup le plus grand nombre de ces lésions, et nos recherches se trouvent limitées à celles que peut engendrer le virus syphilitique. Voyons d'abord comment les auteurs, et en particulier M. Gubler, ont résolu la question qui nous occupe :

« Si l'ictère que nous décrivons, dit M. Gubler, n'a pas une physionomie qui lui soit propre, il se rapproche trop naturellement d'autres affections du foie reconnues syphilitiques pour que l'analogie ne nous sollicite pas à lui accorder la même nature... Nous avons publié des observations tendant à démontrer l'influence de la syphilis comme cause productrice de cirrhose ; en admettant comme exacte l'interprétation de ces faits, on ne peut se défendre d'y rattacher ceux qui sont l'objet de ce travail. D'après cette manière de voir, l'action morbide exercée sur le foie par le virus syphilitique pourrait y produire, suivant son intensité et sa modalité, soit un simple dérangement fonctionnel, soit une hyperémie passagère ou bien un épanchement de lymphe plastique et diverses dégénérescences organiques. » Plus loin, M. Gubler semble croire qu'il se fait en même temps dans l'estomac et le duodénum une éruption circonscrite de même nature que l'éruption cutanée, et enfin, il conclut : « 1° L'ictère qui accompagne parfois l'exanthème syphilitique est une des manifestations de la diathèse, et nous révèle une première tentative de la syphilis sur le foie. 2° L'analogie permet d'admettre qu'il se fait du côté de ce viscère un travail du même genre que celui d'où résulte l'éruption cutanée ; toutefois on ne peut faire que des conjectures à cet égard. »

M. Ricord, cherchant à interpréter les deux faits qu'il avait observés, avait admis que l'ictère est dû « à la perturbation occasionnée par l'intoxication syphilitique », ce qui n'explique rien, et l'avait rapproché de celui qui succède à la morsure des serpents vénimeux, rapprochement que rien ne justifie. M. Lancereaux l'attribue volontiers à une poussée congestive vers le foie ; cependant il se demande « si l'ictère syphilitique secondaire n'est pas quelquefois aussi la conséquence de la compression des canaux biliaires par des ganglions lymphatiques tuméfiés et altérés de la même façon que les ganglions sous-cutanés. » Enfin, plus prudent, M. Fournier avoue que « le mécanisme organique de l'ictère secondaire nous échappe encore absolument. »

Cette dernière assertion est sans doute inspirée à M. Fournier par le caractère peu rationnel des diverses explications que nous avons transcrites : nous croyons, en effet, que pas une ne supporte l'examen rigoureux des faits. Voyons d'abord celle de M. Gubler : ni le mode de développement, ni la marche, ni la terminaison de l'ictère que nous avons décrit ne rappellent « les affections du foie reconnues syphilitiques, » et surtout ne permettent de le rattacher aux faits de cirrhose provoquée par la syphilis. La première objection qui vient à l'esprit, c'est que la syphilis viscérale ne coïncide guère avec les éruptions, surtout les éruptions précoces ; mais cette objection n'a pas une grande valeur, depuis que des travaux récents ont montré que la syphilis pouvait dès le début attaquer les parties profondes ; nous dirons toutefois que cela se voit surtout dans les formes graves de la syphilis, dans celles qu'on a appelées *malignes*, et qui sont caractérisées par la gravité et la précocité des lésions. Or, rien dans nos observations n'indique cette forme de syphilis. Et, d'ailleurs, ne serait-il pas au moins singulier de voir une manifestation viscérale chronologiquement liée à une éruption cutanée de même nature, de façon que celle-ci semble, pour ainsi dire, amener celle-là. Mais, si nous étudions la traduction symptomatique de cette prétendue « tentative de la syphilis sur le foie », nous trouverons de grandes différences avec ce qui se passe dans les cas de cirrhose syphilitique. Celle-ci, en effet, offre toujours un début mal assuré, ses manifestations sont insidieuses, elles se font lentement, graduellement, le plus souvent sans ictère, et elle n'arrive à la période d'état qu'après un laps de temps plus ou moins long. Ici, au contraire, l'affection débute brusquement, parfois même avec un mouvement fébrile ; tous les symptômes apparaissent en même temps et atteignent leur summum en trois ou quatre jours. C'est alors que l'ictère apparaît, et dès ce moment il peut y avoir un amendement dans les symptômes ; il semble que la lésion tende déjà à disparaître, tandis qu'un seul de ses effets persiste, l'ictère. Si par hasard l'amélioration dans l'état général et les fonctions digestives tarde un peu plus, ce retard n'est que de quelques jours, et on n'observe jamais de nouvelle aggravation. Enfin, tandis que la cirrhose syphilitique, une fois en chemin, a une marche pour ainsi dire fatale, et que si elle cède au traitement, ce n'est qu'au traitement spécifique et à la longue, l'ictère que nous décrivons peut au contraire se terminer spontanément, et sous l'influence d'un purgatif on le verra disparaître en dix ou quinze jours.

Mais ne peut-il y avoir, et telle est peut-être l'opinion de M. Lancereaux, une simple congestion du foie, indépendante du début d'une cirrhose? Cette hypothèse, quoique plus rationnelle, ne nous paraît pas non plus admissible. La congestion du foie ne débute pas tout à coup par de la céphalalgie, du malaise général, un état saburral de la langue; l'ictère quand il existe est toujours léger : or dans une des observations de M. Gubler, l'ictère était si intense que la salive était elle-même colorée par la bile. Enfin, en réunissant les cas dans lesquels on a noté le volume du foie, nous trouvons que 4 fois sur 11 celui-ci était normal ; dans la moitié des cas environ, il n'y avait aucune douleur dans l'hypochondre ni à l'épigastre. Ainsi les principaux symptômes de la congestion hépatique manquent un grand nombre de fois ; aussi croyons-nous que lorsqu'elle existe, elle n'est que postérieure et consécutive à l'irritation des voies biliaires.

L'hypothèse d'une compression des voies biliaires par des ganglions tuméfiés ne s'accorde pas davantage avec le développement rapide de l'affection, avec la durée fugace de ses symptômes.

Une interprétation qui a pour elle beaucoup d'apparence, et qui surtout rendrait compte de cette liaison si curieuse de l'ictère à l'éruption, est celle qui explique l'ictère par le développement simultané sur la muqueuse digestive d'une éruption tout à fait analogue à celle de la peau ; il y aurait en même temps exanthème et énanthème, et celui-ci en affectant l'estomac et le duodénum, et pénétrant peut-être dans les voies biliaires, y déterminerait un obstacle au cours de la bile. Mais il faudrait admettre que l'énanthème est circonscrit aux parties profondes du tube digestif, car on n'en voit aucune trace dans la bouche et le pharynx (1), et que, dans sa marche et sa durée, il n'a plus aucune relation avec l'exanthème correspondant. Nous sommes déjà bien loin de ce qu'on observe dans les fièvres éruptives avec poussée vers les membranes muqueuses, et nous comprenons très-bien que M. Fournier, en avouant ses doutes, raille avec ironie ceux qui ont imaginé « une

(1) On ne saurait admettre comme tel l'éruption des plaques muqueuses qui n'offre aucun rapport de coïncidence avec celles qui se font sur la peau.

roséole des conduits biliaires. » Nous croyons toutefois son scepticisme exagéré, et il nous semble que l'on peut, sans quitter le domaine de l'observation, présenter une explication qui s'adapte à l'ensemble des faits, et mette au jour le mécanisme de l'ictère.

Rappelons-nous donc les phénomènes qui précèdent en général l'éruption et l'ictère, et faisons pour un instant abstraction de celui-ci ; nous aurons alors sous les yeux, non plus un fait très-rare, mais le tableau des prodromes qui annoncent quelquefois les premières éruptions spécifiques. Nous appelons l'attention sur les suivants qui se retrouvent à peu près dans toutes nos observations. «Les fonctions digestives sont troublées, dit M. Lancereaux, il existe de l'inappétence, de l'amertume de la bouche, des nausées, de la diarrhée ; en un mot, la plupart des symptômes de l'*embarras gastrique* peuvent coïncider avec un faible degré de ramollissement des gencives » (1). Joignons à cela la céphalalgie, l'état saburral de la langue, parfois même des vomissements et un léger état fébrile, et nous aurons le syndrome complet du catarrhe gastro-intestinal, lésion qui n'a rien de singulier à la veille d'une éruption généralisée. Une fois admis le catarrhe de la muqueuse digestive, on s'expliquera bien facilement que chez certains sujets, comme cela arrive du reste en dehors de la syphilis, et en vertu d'une prédisposition spéciale, indiosyncrasique ou passagère (grossesse, constitution saisonnière, excès de table), ce catarrhe s'exagère et gagne par propagation les premières voies biliaires.

Dès lors tous les symptômes observés chez le ma-

(1) Lancereaux, loc. cit., p. 105.

lade s'enchaînent sans difficulté, et le mécanisme de l'ictère trouve une explication rationnelle. Tout dans l'affection que nous décrivons, les troubles digestifs constants comme prodromes de la jaunisse, la suffusion ictérique arrivant à époque fixe et atteignant parfois une extrême intensité, l'existence tout à fait contingente de la douleur et de l'augmentation du volume hépatique, la cessation rapide de tous les phénomènes soit spontanément, soit plutôt sous l'influence des purgatifs, la marche normale et indépendante des accidents spécifiques coexistants, tout, disons-nous, milite en faveur de cette idée d'un catarrhe intestinal propagé aux voies biliaires. Et il semble, du reste, que cette idée ait failli surgir dans l'esprit de certains auteurs. Dans son mémoire de 1856, M. Luton rapporte parallèlement deux observations, l'une relative à un ictère compliquant une éruption papulo-squameuse ; dans l'autre, il s'agit d'une roséole précédée de « troubles gastriques offrant une intensité remarquable ; » il semble qu'on attendait l'ictère, mais l'ictère ne vint pas, les voies biliaires restèrent indemnes ; « on commença le traitement comme s'il s'était agi d'un embarras gastro-intestinal ; avant de prescrire les préparations mercurielles, on administra un purgatif et des tisanes délayantes. » L'auteur met ces deux faits en parallèle, pour montrer que l'un ne diffère de l'autre (on pourrait dire des autres) que par l'absence de l'ictère et on s'attend à lire, après cet exposé, la conclusion pathogénique que nous avons tirée nous-même ; mais l'auteur n'ose l'aborder, sans doute à cause de sa grande simplicité, et il conclut, comme M. Gubler, que « l'ictère et les troubles gastriques paraissent résulter d'un travail du même genre que celui qui produit l'éruption cutanée. » Pour nous, nous nous croyons autorisé à penser que l'ictère (celui-là seul) qui coïncide parfois avec les éruptions syphilitiques précoces, est un ictère simple, catarrhal, ne différant que par ses causes de l'ictère catarrhal le plus vulgaire.

Voici trois observations nouvelles relatives à cette forme d'ictère :

Obs. XV (*communiquée par notre collègue, M. H. Rendu*). — *Ictère catarrhal à la période secondaire d'une syphilis bénigne. Roséole coexistante. Guérison.*

D... C..., 25 ans, lingère, entrée le 24 janvier 1874, à l'hôpital Necker, salle Saint-Antoine, n° 5. Femme bien constituée : aucune maladie jusqu'ici. Deux enfants sans aucun accident.

Il y a deux mois, elle contracte probablement un chancre infectant dont elle ne s'aperçoit pas. Depuis près de six semaines, elle a du malaise, de la courbature, des douleurs vagues dans le bas-ventre, de l'inappétence, des troubles digestifs, des frissons erratiques et de la fièvre le soir. Elle n'a pas eu de maux de tête ni de douleurs rhumatoïdes.

Depuis une quinzaine de jours, est apparu un ictère assez intense, aussi prononcé sur la peau que sur les muqueuses, s'accompagnant d'un peu d'amertume de la bouche, d'un prurit peu prononcé, d'un ralentissement du pouls notable. Pas de xanthopsie. Matières peu colorées. Urines très-foncées, tachant le linge.

Ce qui caractérise cet ictère, c'est la coexistence d'une éruption de taches pâles, peu prononcées sur la peau du cou et de la poitrine, mais très-confluentes aux cuisses, à l'abdomen et dans le dos. Cette éruption est apparue il y a quelques jours seulement : l'ictère existait déjà depuis une dizaine de jours.

Au niveau du foie, volume modéré de l'organe ; pas de douleurs à la vésicule ni à l'épigastre ; aucune hypertrophie hépatique ; pas de vomissements ni d'envies de vomir. Les fonctions digestives ne sont même pas troublées.

Comme syphilis, l'affection parait d'ailleurs bénigme : il n'y a que quelques plaques muqueuses au début, de la roséole ; pas d'angine ; des ganglions inguinaux très-volumineux et formant pléiade, mais point d'adénite cervicale ni épitrochéenne, ni axillaire. On ne sent pas non plus de lymphangite superficielle.

Les symptômes généraux sont peu prononcés. Pas de céphalées nocturnes ni de douleurs ostéocopes; aucune douleur rhumatoïde, sauf au genou droit, sans périostose apparente; léger degré d'anémie; bruit de souffle jugulaire, mais pas de souffle cardiaque. Tisane amère, 2 pilules de protoïodure, bains alcalins, 2 portions.

26 janvier. L'ictère paraît avoir pâli un peu. Pouls très-lent, 52 pulsations. Aucun trouble dans la santé générale. Les urines, examinées, renferment une grand quantité de matière colorante biliaire : elles ont une teinte vert-bouteille, sous l'influence de l'acide nitrique.

Le 29. L'ictère est plutôt plus foncé; la roséole n'est pas plus intense; mais la malade a de l'inappétence et se plaint de maux de tête, qui n'ont pas le caractère manifestement nocturne. Le foie est toujours de volume normal.

2 février. La malade se plaint d'une douleur lombaire, avec irradiations abdominales et inguinales. Ceci est en rapport avec l'époque de ses règles. — Infusion de menthe poivrée; julep, 30 gouttes d'éther et 5 gouttes de landanum; cataplasmes sur le ventre.

Le 10. Les règles ne sont pas venues, mais la douleur persiste, du reste assez légère. L'éruption spécifique a disparu, et l'ictère est presque complètement pâli. Il reste seulement un certain degré d'anémie.

Le 11. La douleur inguinale est toujours assez forte. Le toucher vaginal ne fait reconnaître aucun engorgement péri-utérin.

Le 14. La malade reste anémique; mais son ictère a disparu et la santé générale est bonne.

Exeat le 20 février pour le Vésinet.

Obs. XVI (*communiquée par notre collègue, M. F. Gauderon*). — *Chancre induré de la lèvre inférieure. Urticaire généralisé. Fièvre syphilitique avec ictère. Eruption papuleuse généralisée. Guérison.*

B... (Alphonse), 39 ans, passementier, entré le 24 décembre 1872, à l'hôpital du Midi, dans le service de M. Ch. Mauriac

Examen le 5 janvier.—Bonne santé antérieure. Chancre mou, au sillon balano-préputial en mai 1870. Traité par le vin aromatique et pommade au calomel. Guéri en quinze jours.

Deuxième chancre mou même siége exactement en mai 1871.

Bubon suppuré à gauche. Chancre traité par vin aromatique et pommade au calomel. A été guéri au bout de six semaines.

Vers le 8 octobre 1872, le malade vit une femme après deux mois de continence (rapport *ab ore*).

Vers le 8 décembre, apparition d'un point noir sur la lèvre inférieure, qui, le lendemain, devint squameux. Peu à peu, agrandissement de cette papule; tuméfaction de la lèvre inférieure. Au huitième jour de cette papule, adénopathie sous-maxillaire droite, sans induration du tissu cellulaire périphérique. Ulcération du chancre depuis le 20 décembre. Le début du chancre à été signalé par un peu de fièvre.

Traitement. — Liqueur Van Swieten, 2 cuillerées. Iodure de potassium, 2 grammes. Vin de quinquina.

Le 23. Tuméfaction de la lèvre bien diminuée. Chancre marchant vers la cicatrisation. Pas d'accidents secondaires (roséole, plaques muqueuses). — Même traitement.

Le 24. Bain de sublimé. L'éruption d'urticaire commence.

Le 25. Le malade se présente à la visite, couvert du cou jusqu'aux pieds de plaques d'urticaires, disséminées sur le milieu de la poitrine, du ventre, du dos; confluentes sur les côtés de la poitrine, sur les hanches; confluentes également sur la face interne des bras. Les membres inférieurs présentent des plaques isolées très-larges et assez saillantes. Ce sont des élevures rougeâtres de la peau, faisant saillie au-dessus de la peau, présentant, pour quelques-unes seulement, un centre blanchâtre. La rougeur disparaît par la pression. La couleur des petites plaques est rosée. Celle des plaques confluentes est rosée sur les bords, violacée, livide au centre. Quelques petites plaques situées sur la région antérieure de l'épaule gauche sont disposées en cercle et comme circinées. Démangeaisons très-vives. Mêmes démangeaisons à la tête qu'aux membres, sans qu'il y ait d'éruption sur la face ni la tête. Le malade n'a pas et n'a pas eu de fièvre; il n'a pas d'appétit. L'éruption a commencé le 24, avant le bain de sublimé. Rien dans la nourriture de l'hôpital qui puisse expliquer l'apparition de cette éruption. — Bain alcalin.

Le 26. Disparition complète de l'urticaire; en quelques endroits, il reste quelques taches légères ecchymotiques. Lèvre inférieure revenue à son volume normal. Il y a sur le milieu de la lèvre la cicatrice du chancre, qui a donné lieu à une légère perte de substance. Sortie du malade dans les premiers jours de février (1er février). Le chancre était cicatrisé; aucune plaque muqueuse ni syphilide; engorgement ganglionnaire sous-maxillaire droit persistant. Le malade continue son traitement.

18 février. Il revient à la consultation du 18 février. A continué

le traitement par la liqueur de Van Swieten et n'a aucune trace de roséole, ni de plaques muqueuses, ni de syphilides. Pas de douleurs des membres, des os, des muscles. Le malade se plaint de mal de gorge. L'engorgement ganglionnaire sous-maxillaire droit a sensiblement diminué. — Même traitement.

Le 23. Fièvre avec tremblement et frisson le dimanche vers trois heures.

Le 25. Fièvre syphilitique chaque soir, à partir du dimanche 23 février. Douleurs ostéocopes des membres, le soir et la nuit, depuis le 15 février. Engorgement ganglionnaire sous-maxillaire. Plaque muqueuse derrière le pilier droit du voile du palais. — Cautérisation. Sirop d'iodure, une cuillerée.

Le 26. Fièvre toute la journée et la nuit; inappétence; malaise général; garde le lit et se sent très-malade; salivation très-abondante (peut-être due au sirop de biiodure) depuis le 21 février, sans inflammation.

Le 27. Sans douleur préalable du foie, ni diarrhée, ni vomissement, sans émotion morale vive; l'ictère paraît; amaigrissement, altération des traits.

1er mars. Suffusion ictérique des muqueuses et de la peau, très-accusée surtout à la face; langue blanche; constipation; pas d'envies de vomir; aucun trouble gastro-intestinal; pas de douleurs hépatiques spontanées; pas de douleur à la pression au niveau du foie, dont les dimensions sont normales; rien aux poumons ni au cœur. Cinq ou six papules disséminées sur la surface du tronc. Deux plus larges, plates et squameuses à la nuque. Engorgement sous-maxillaire droit. Sommeil; pas de céphalée; les douleurs ostéocopes ont disparu; grande faiblesse musculaire. Peau fraîche. Pouls calme, 60. L'accès de fièvre n'est pas revenu hier soir, comme il était venu tous les soirs depuis le 23 février. Pas d'anesthésie; pas de démangeaison. Aucun phénomène nerveux. Plaques muqueuses à la face interne de la lèvre inférieure; angine érythémateuse; pustule d'ecthyma sur la lèvre supérieure. Urine acajou; beaucoup de matière colorante par l'acide nitrique.

Traitement.— Sirop de biiodure, une cuillerée, 1 verre d'eau de Sedlitz.

5 mars. Papules disséminées sur la surface de tout le corps. Ulcération à bords taillés à pic, à fond rugueux et grisâtre, irrégulière dans ses contours, d'une longueur de deux centimètres environ, occupant la partie antérieure et supérieure du pilier postérieur droit, où elle est masquée par le pilier antérieur. Une plaque muqueuse sur la muqueuse labiale. On la cautérisa au nitrate d'argent. Rougeur du pharynx; douleur à la déglutition.

Cette ulcération date du 14 février environ et a été constatée par nous à la consultation du 18 février. Depuis l'entrée du malade, la fièvre a continué, survenant dans la soirée, à trois heures, mais moindre qu'auparavant. Hier, accès plus fort; transpiration nocturne abondante; les forces reviennent; l'état général est meilleur; la teinte ictérique a peu pâli; la réaction par l'acide nitrique de l'urine donne une très-minime quantité de biliverdine.

Aucune douleur à la région du foie. L'organe dépasse un peu le rebord des fausses côtes. Langue nette; pas de troubles gastro-intestinaux; douleurs vagues, mais moins intenses dans les membres.

Le 6. Accès de fièvre de trois à quatre heures. Céphalalgie après l'accès.

Le 8. La fièvre a cessé complètement depuis hier. Plus de malaise ni de céphalalgie; appétit normal; langue encore un peu saburrale; la teinte ictérique de la peau a presque complètement disparu; les conjonctives ont repris leur coloration normale; papules syphilitiques disséminées sur toute la surface du corps, en petit nombre. L'ulcération du pilier postérieur droit s'est bien améliorée, aussi le malade mange-t-il beaucoup plus facilement. L'ulcération du pilier postérieur a disparu.

Le 12. L'état général du malade très-bon. Plus de fièvre; plus d'ictère; appétence; sommeil.

Le 13. Sortie du malade. Etat général très-bon. Guérison complète. Plus de manifestations syphilitiques.

Obs. XVII (*communiquée par M. H. Rendu*). — *Syphilis papuleuse et érythémateuse. Ictère passager. Accidents de périostose précoces. Guérison assez rapide.*

Louise C....., femme de chambre, 19 ans, entrée le 6 janvier 1873, salle Saint-Thomas, n° 43 (hôpital Saint-Louis, service de M. Besnier).

Habite depuis cinq ans Paris. Coït infectant il y a huit mois. Depuis quatre mois, s'aperçoit d'une éruption de plaques muqueuses aux parties. Actuellement, éruption confluente de papules humides sur les grandes lèvres, au-dessous et en dehors, s'ulcérant par le sommet. Au niveau des aines, papules d'un rouge violacé, indolentes, non squameuses ; *id.* au sommet des cuisses. Peu d'adénopathie inguinale. Vaginite considérable. Menstruation régulière malgré sa maladie.

Simultanément roséole pâle sur le dos et sur la poitrine, à teinte cuivrée (ictérique). Dans la gorge plaques muqueuses et légère ulcération superficielle, sur les côtés de la langue, près du sillon bucco-lingual ; amygdale et luette très-rouges : une plaque muqueuse ulcérée sur l'amygdale gauche, plaques muqueuses pharyngiennes. La malade perd ses cheveux depuis quelques jours.

Depuis cinq jours environ, souffre davantage ; douleurs nocturnes très-vives, à la tête ; perte d'appétit, quelques nausées. Apparition d'un *ictère* très-manifeste, marqué non-seulement aux conjonctives, mais sur toute la surface cutanée. Pas d'hémorrhagies ni d'épistaxis. Pas de prurit. Urines épaisses, et selles décolorées. Foie très-volumineux (20 centim. de matité verticale) ainsi que la rate, sensible à la percussion. Pas de lymphangite ni d'induration des ganglions susépitrochléens. Pas de fièvre. P. 80.

Il y a trois semaines, elle s'est plainte de douleurs ostéocopes. De plus, un peu de surdité par gonflement de la trompe d'Eustache. — Eau de Vichy. Ipéca stibié demain. Bains alcalins.

Le 8. Un peu moins d'ictère. Toujours des maux de tête et des douleurs de jambe avec insomnie. Le foie semble avoir un peu diminué de volume.

Le 9. On s'aperçoit qu'il existe sur le front et sur la clavicule droite de la malade une périostose assez volumineuse, médiocrement sensible à la pression. La malade la rattache aux douleurs de tête nocturnes qu'elle éprouve depuis un mois. Elle est très-affirmative sur les dates, de sorte que les accidents osseux seraient venus trois mois après l'accident primitif.

Actuellement l'ictère des premiers jours est un peu modifié, mais la roséole persiste aussi intense : sur quelques points, notamment au cou, les macules se transforment en papules sur place. La malade se plaint d'une douleur de côté assez vive.

Le 10. Les papules ont sensiblement pâli sur les grandes lèvres. On sent sur la lèvre droite une induration considérable qui paraît être l'accident primitif. — Cautéris. nitr. d'argent.

Le 14. La malade se plaint de douleurs aux gencives ; un peu de tuméfaction fongueuse des gencives. Moins d'ictère. — Lotions à l'eau blanche.

Le 17. Les papules se sont très-affaissées et ont pâli notablement ; les groupes de papules, d'abord confluents, forment une plaque violacée en voie de résolution. L'induration qui siégeait sur la petite lèvre a diminué d'épaisseur. Sur le col utérin, on trouve au niveau de la lèvre antérieure une surface fongueuse grenue ; au-dessous, deux petites ulcérations aphtheuses, à centre déprimé. Sur le reste du col, quelques ponctuations rouges assez fines. Cautérisation assez douloureuse.

Le 22. L'ictère a complètement disparu, et la tumeur frontale a notablement diminué, mais la roséole est toujours prononcée, seulement la teinte rouge s'est convertie en teinte jaune cuivrée.

Le 24. Plaques muqueuses complètement affaissées, non douloureuses, très-pâles. Au pourtour des cuisses, les syphilides papuleuses, d'abord très-rouges, sont réduites à des macules cuivrées à surface brillante. Indolence complète. Le col utérin est encore un peu fongueux à sa partie supérieure, mais sur une moindre étendue. Légère érosion glandulaire persistante, avec leucorrhée vaginale et utérine. La périostose a presque complètement disparu.

Le 31. Les plaques muqueuses sont réduites à l'état de taches pâles et complètement affaissées. Les grandes et petites lèvres sont complètement revenues à leur état normal. Le col utérin présente localement encore des petites érosions sur les bords du museau de tanche, mais il est moins gros. Le catarrhe utérin persiste. Santé générale bonne et embonpoint ; aucune apparence de cachexie.

4 février. Depuis trois jours, douleurs nocturnes très-vives, surtout dans l'oreille, élancements et fièvre (KI. 2 cuillerées). On s'aperçoit, le 5 février, d'un gonflement douloureux périostique au niveau de l'apophyse mastoïde ; ce gonflement n'est pas circonscrit, il donne une fausse sensation de fluctuation, sans que pourtant il y ait rougeur ni accidents inflammatoires évidents. C'est une périostose. — Touché avec la teinture d'iode.

Le 13. Les symptômes douloureux de la périostose ont disparu, mais il reste encore de l'empâtement de la région mastoïdienne et une certaine sensibilité à la pression.

Le 14. Le col utérin est revenu à ses dimensions normales ; encore une légère exulcération autour du museau de tanche ; les ponctuations érosives sont très-diminuées d'étendue.

Le 21. Toujours du catarrhe du col, bien qu'il ne soit pas hypertrophié. Il reste quelques taches à sa surface ; mais tout le bord du museau de tanche est cicatrisé ; il ne reste plus que quelques érosions périphériques. La syphilide reste à l'état de mucules pâles ; l'adénite persiste mais moindre.

Le 22. Amygdale droite encore un peu grosse et rouge. La périostose mastoïdienne a disparu, sauf un léger empâtement qui persiste.

17 mars. Sort en bon état. Toutes les manifestations syphilitiques paraissent momentanément éteintes.

Au dernier moment, M. le Dr A. Fournier nous

communique une observation pleine d'intérêt, que nous sommes heureux de pouvoir encore transcrire ici. Il s'agit d'un sujet syphilitique, à la période secondaire, qui a présenté cette singulière névrose de l'estomac dont M. Fournier a rencontré plusieurs exemples dans les mêmes circonstances, la *boulimie*. Le besoin de manger était si prononcé, que le malade n'avait pu se défendre d'y satisfaire; cet excès d'alimentation fut suivi, au bout de quatre à cinq jours, d'un ictère, passager du reste, et d'une diarrhée assez vive, ce qui n'a rien de surprenant : encore un exemple des effets indirects ou médiats de la syphilis.

Obs. XVIII (*communiquée par M. le Dr Fournier*). — *Syphilis secondaire. Boulimie. Ictère.*

M. X..., âgé de 25 ans, vient me consulter pour la première fois le 11 janvier 1869. C'est un homme de stature moyenne, de constitution assez bonne, de tempérament un peu lymphatique. A part quelques maladies d'enfance et quelques indispositions passagères, il a toujours joui d'une bonne santé. Il n'a jamais fait aucun excès. Il appartient à une famille dont tous les membres, dit-il, sont bien portants. Sa première affection vénérienne est celle pour laquelle il réclame actuellement mes soins.

Il raconte que dans les premiers jours de décembre 1868 il a été affecté d'un « bouton » à la verge, lequel depuis lors ne s'est jamais cicatrisé, et que de plus « il lui est poussé dans l'aine une grosseur qui n'a fait que s'accroître et le gêne actuellement dans la marche. » Comme traitement il a pansé son chancre avec une pommade dont il ignore la composition, et pris 6 litres d'une tisane de « salsepareille iodurée » que lui a remise un pharmacien.

Je l'examine et constate ceci : chancre parcheminé typique, siégeant sur le prépuce, *à droite*. Induration lamelleuse assez épaisse et de rénitence spéciale, sèche, chondroïde. Rien dans l'aine correspondante; mais dans l'aine *gauche*, gros bubon dur, presque absolument indolent à la pression, faisant une saillie notable, ne s'accompagnant d'aucune modification de teinte des téguments (bubon dit *croisé*).

En plus, syphilide papuleuse naissante, à papules petites, conoïdes, non encore squameuses. Cette syphilide, en voie d'éruption, est presque exclusivement limitée à l'abdomen, à la poitrine et aux flancs.

Quelques croûtelles acnéiformes du cuir chevelu. Adénopathie cervicale postérieure.

Traitement. — Une pilule de protoiodure de 5 centigr. Repos. Cataplasmes sur le bubon. Pansement du chancre à la charpie sèche. Bains tous les deux jours.

Le 18. Je revois le malade. Le chancre s'est peu modifié. L'adénopathie inguinale gauche s'est notablement accrue. Elle forme une grosse masse qui occupe tout le pli de l'aine et qui est évidemment constituée par plusieurs ganglions agglomérés. Elle reste indolente, aphlegmasique. L'éruption a achevé de se développer; c'est aujourd'hui une syphilide papuleuse, moyenne comme confluence, et classique comme caractère.

Même traitement, et en plus, sirop d'iodure de fer.

Le malade ne revient plus me voir que le 15 février, c'est-à-dire près d'un mois plus tard. A cette époque je le trouve affecté d'un *ictère* très-intense, de coloration jaune ardent. Cet ictère date de quatre à cinq jours et s'est développé progressivement, sans fièvre, sans incident particulier, sans secousse dans la santé générale. J'interroge le malade minutieusement et avec le plus grand soin sur les diverses *causes* qui auraient pu servir d'origine à cet ictère, et je n'en trouve aucune autre à relever que la suivante, très-singulière de nature, comme on va le voir. Il y a une dizaine de jours, le malade a remarqué que l'appétit avait augmenté brusquement d'une façon très-bizarre. Il avait toujours faim, dit-il; même après avoir bien mangé il avait tout aussi faim que s'il eût été à jeun. Cette faim extraordinaire n'avait pas été sans inquiéter le malade; « elle lui avait paru suspecte, maladive, » d'autant que le matin à jeun, elle se faisait sentir d'une façon tellement impérieuse qu'elle déterminait une faiblesse excessive, un sentiment de défaillance imminente. Le malade n'avait pu faire autrement que de satisfaire à cet appétit insolite. Ses digestions tout d'abord n'avaient pas paru troublées; hier seulement une diarrhée assez vive s'était produite.

Du reste, pas de trouble notable de la santé. Apyrexie. Pouls normal. Nul désordre du côté de l'innervation, de la respiration et de la circulation. Quelques sueurs au réveil.

J'explore attentivement le foie et je le trouve normal comme volume. Les dimensions seraient même peut-être légèrement diminuées, mais cette différence est minime, et il n'y a pas lieu d'en tenir compte. De plus, l'organe est absolument indolent, même à une forte pression. Urine très-fortement colorée, de teinte acajou.

Le traitement antisyphilitique n'a pas été continué. Le malade a pris en tout 20 pilules de protoiodure. Il a continué en revanche l'iodure de fer.

Le chancre est cicatrisé, mais son induration est persistante. Le bubon est diminué des trois quarts environ. La syphilide a presque entièrement disparu ; il ne reste que quelques papules en voie de régression, aplaties, maculeuses.

En somme, les seuls accidents que présente aujourd'hui le malade consistent en ceci : *boulimie,* datant d'une dizaine de jours, et *ictère,* développé depuis quatre ou cinq jours, consécutif par conséquent à cette boulimie.

Traitement. — Reprendre les pilules de protoiodure mercuriel, et continuer l'iodure de fer. Bains. Tisane d'orge.

20 février. La boulimie a disparu, et même l'appétit a tellement baissé qu'il est moindre, au dire du malade, qu'à l'état de santé. Quelques troubles digestifs ; renvois, nausées ; un vomissement hier. Langue grisâtre. Ictère persistant, mais de teinte un peu moins vive. Foie toujours indolent, normal comme volume. Faiblesse générale. Courbature. Sentiment de lassitude, de brisement surtout au niveau des poignets et de la saignée. Sueurs fréquentes. Pas de maux de tête ni d'épistaxis. Urine de couleur acajou. Selles grises.

Même traitement. En plus, un purgatif à l'eau de Sedlitz.

Le malade discontinue ses visites à cette époque. Grâce aux renseignements que j'obtins de lui plus tard, je puis dire que les divers accidents sus-énoncés se dissipèrent. L'ictère disparut dans l'espace d'une semaine environ, et tout rentra dans l'ordre. La santé redevint parfaite à tous égards, si bien qu'après avoir continué le traitement quelques semaines le malade put se croire absolument guéri.

Il y avait tout lieu de croire qu'un traitement ainsi écourté n'avait dû que suspendre momentanément les effets de la diathèse et que de nouveaux accidents spécifiques se produiraient plus tard. Cette prévision se réalisa, et le 28 octobre 1871 le malade revint me trouver pour une *syphilide gommeuse du pharynx,* à la période d'ulcération. Energiquement traitée par l'iodure de potassium et des attouchements à la teinture d'iode, cette syphilide se cicatrisa rapidement. A peine guéri, le malade me quitta de nouveau, et je ne l'ai pas revu depuis lors.

CHAPITRE IV

DE L'ICTÈRE GRAVE SYPHILITIQUE.

Y a-t-il un ictère grave syphilitique? Beaucoup d'auteurs ont noté l'invasion de cette maladie chez des sujets en puissance de syphilis. Nous avons déjà parlé de ces cas d'ictère accompagné de symptômes d'une grande dépression, dont Budd a rencontré plusieurs exemples chez des individus jeunes, atteints de syphilis primitive grave; mais rien n'autorise à dire qu'il y ait eu là, dans le sens classique du mot, un ictère grave, et l'on peut tout aussi bien penser, comme nous l'avons fait, à une simple exagération des troubles généraux que l'on rencontre si souvent chez les ictériques. Tout autres sont les faits dont nous allons parler : sur un relevé de 63 cas, Lebert (1) en a compté 7 dans lesquels l'ictère grave était survenu chez des syphilitiques, soit à la première période, soit au début des accidents seoondaires; M. Gubler l'a observé 3 fois dans les mêmes circonstances, et dans ces trois cas, l'examen nécroscopique a révélé les lésions de l'atrophie parenchymateuse aiguë; M. Charcot nous a communiqué un fait identique que nous rapporterons tout à l'heure; on trouve dans la thèse de Verdet (2), l'observation d'un homme atteint d'un chancre préputial qui mourut avec tous les symptômes d'un ictère grave. M. Féréol a rapporté à la Société anatomique (3)

(1) Virchow's Archiv. 1855.
(2) Th. de Paris, 1851.
(3) Bull. de la Soc. anat., 1858.

l'histoire d'une femme qui mourut de la même façon avec des chancres indurés des petites lèvres; enfin un cas analogue s'est présenté à M. Fournier qui n'a pu malheureusement faire l'examen *post mortem*. En Angleterre, le Dr Andrew, Hilton Fagge (1) ont rencontré des faits analogues, vérifiés par l'autopsie, et qui nous ont paru assez instructifs pour les publier ici.

Voilà donc une série d'observations, et sans doute il y en a d'autres, dans lesquelles l'ictère grave s'est manifesté dans le cours, ou plus exactement au début d'une syphilis. Nous sommes maintenant aux prises avec une question qui se présente constamment lorsqu'il faut établir la relation d'un état morbide avec un fait préexistant : est-ce un rapport de cause, est-ce une simple coïncidence? Nous ferons remarquer, toutefois, qu'il n'y a pas toujours si loin de l'un à l'autre. Beaucoup d'influences pathogéniques n'ont été d'abord que des coïncidences, et la coïncidence, plusieurs fois répétée, devient à un moment, rapport causal; c'est là surtout une question de mesure, partant tout à fait personnelle. Aussi, concevons-nous parfaitement que les faits jusqu'ici connus ne paraissent par eux-mêmes ni assez nombreux, ni assez probants pour faire admettre l'ictère grave syphilitique; mais si, au lieu de se borner à l'examen brutal des faits, on recherche en outre, par une vue d'ensemble, dans quelles conditions se produit, en général, l'ictère grave, peut-être sera-t-on conduit à laisser, dans sa production, une part d'influence à la syphilis. Quelle que soit, en effet, la théorie que l'on adopte

(1 Transactions of the patholog. Society, t. XVII et XVIII.

sur la nature de l'ictère grave, qu'on en fasse une maladie d'infection, primitivement toxémique, ou qu'on le rattache à un processus initial localisé dans le foie, on ne peut s'empêcher d'admettre qu'il apparaît surtout dans certaines conditions, caractérisées par un trouble de l'état général, par des altérations dyscrasiques dans les humeurs : la grossesse (11 femmes sur 22 étaient enceintes) (1), les mauvaises conditions d'hygiène, les excès de toute sorte, la misère, la cachexie, certaines maladies comme le typhus et la malaria, certaines intoxications minérales (phosphore et arsenic), les violentes émotions, les chagrins prolongés, etc., tous ces divers états préparent le terrain sur lequel se développe le syndrome ictère grave : or, ils sont tous unis par une propriété commune que possède aussi la syphilis : leur influence nocive sur les phénomènes de la nutrition. Pourquoi donc en séparer la syphilis, lorsque déjà nombre de faits nous invitent à l'y réunir.

L'observation suivante nous a été obligeamment communiquée par M. le professeur Charcot : nous la transcrivons en entier, telle qu'il l'a prise autrefois lui-même, dans le service du professeur Piorry.

Obs. XVIII. — *Ictère malin. Syphilis constitutionnelle. Atrophie jaune aiguë du foie..*

Salle Sainte-Anne, n° 13, A.... (Marie), 23 ans, domestique, née à Sarrebourg. Entrée le 14 août 1854, morte le 24 août à six heures du matin.

Taille très-élevée. Système musculaire très-développé. Constitution très-forte. Tempérament sanguin. Irrégulièrement menstruée, depuis l'âge de 19 ans. Elle n'a jamais été malade

(1) Frerichs, Loc. cit., p. 202.

dans son pays, si ce n'est de temps en temps essoufflement, palpitations. Elle n'a jamais eu d'enfants. A Paris depuis deux ans. Depuis ce temps les règles deviennent plus irrégulières encore. Les palpitations, la dyspnée augmentent. La sœur de la malade nous apprend qu'elle a mené depuis qu'elle est à Paris une vie très-irrégulière. Le jour d'entrée la malade fait remonter à trois semaines le début des accidents. Elle n'a pas éprouvé de frissons, mais une grande sécheresse de la gorge, et beaucoup de soif. La jaunisse a paru dès les premiers jours. Pendant les quinze premiers jours, environ quatre ou cinq selles liquides par jour. A cette époque pas de vomissements, inappétence, sentiment de faiblesse, de lassitude, pas de fièvre. Une éruption que nous aurons à décrire, se manifeste huit jours environ après l'apparition de l'ictère, sans que la malade ait éprouvé la moindre démangeaison.

État actuel. — Ictère très-intense, coloration très-foncée des sclérotiques. Urines tachant le linge en jaune, peu abondantes ; en y ajoutant de l'acide nitrique on obtient les réactions propres à la matière colorante de la bile. Chaleur cutanée naturelle. Pouls à 60. Depuis deux ou trois jours céphalalgie assez intense, siégeant à la partie la plus élevée de la région frontale, aussi marquée le jour que la nuit. Intelligence nette ; peut-être un peu d'hébétude ; réponses lentes et vagues, mais ceci paraît tenir à la difficulté qu'a la malade de s'exprimer en français. Langue un peu rouge à la pointe et couverte d'un enduit visqueux. Nausées et vomissements depuis deux ou trois jours. La matière vomie est assez abondante ; elle est composée d'un liquide transparent, un peu visqueux, non mélangé de bile. Douleur assez vive à la pression dans la région épigastrique, et par la percussion de la région hépatique. Depuis huit jours un peu moins de diarrhée qu'au début. Deux ou trois selles par jour. On néglige d'examiner ces selles. Ventre peu volumineux, souple, presque partout sonore à la percussion.

Eruption composée de taches arrondies d'un rouge sombre, d'une teinte légèrement cuivrée, de diverses grandeurs. Les unes ont plus d'un centimètre de diamètre, ce sont les plus grandes ; d'autres ont tout au plus 3 ou 4 millimètres de diamètre. Quand on presse sur ces taches, la coloration rouge disparaît en partie, et fait place à une teinte cuivrée bien manifeste. A la partie centrale de la plupart de ces taches on remarque une légère desquamation furfuracée, composée d'une sorte de poussière blanche très-fine. Cette desquamation existe aussi çà et là, en dehors des taches, sur la peau du ventre, à la face externe des cuisses et ailleurs. Quelques-unes d'entre elles font une légère saillie au-dessus du niveau de la peau (exemple : celles des avant-bras, du dos). Les autres sont au même niveau qu'elle. Voici comment ces taches sont disposées.Elles sont surtout nombreuses sur les cuisses et sur les jambes, où elles existent principalement sur la partie externe. Elles ne sont pas disposées par groupes, elles n'affectent pas de disposition circulaire. Elles sont disséminées et placées toutes à peu près à égale distance les unes des autres. Il y en a sur la face dorsale du pied. Il n'y en a pas dans les aines. Elles sont moins nombreuses sur les membres supérieurs que sur les inférieurs, plus sur le membre supérieur gauche que sur le droit. Elles sont ici plus nombreuses à la face interne, très-disséminées sur l'abdomen, plus nombreuses sur la poitrine, surtout au voisinage des aisselles, nombreuses à la région lombaire, disséminées sur le dos, abondantes aux parties antérieure et postérieure du cou, rares à la face. Il y en a deux sur la lèvre supérieure, trois sur le nez. Une chaîne de ganglions assez volumineux au niveau du bord antérieur du trapèze, surtout à gauche.

On ne rencontre nulle part de tuméfaction des os. Pas d'ulcération snr la membrane muqueuse buccale. Accidents locaux : on trouve, par l'examen des parties génitales externes, trois ulcérations : 1° L'une d'elles siége à la partie supérieure de la face interne de la petite lèvre du côté droit. Elle repose sur une base large de 1 cent. environ, est arrondie, saillante, indurée. L'ulcération est centrale, peu profonde, d'une coloration grise et d'un aspect comme lardacé. 2° Autre plaque ayant des caractères analogues et également ulcérée à son centre, siégeant sur la racine du litoris, à gauche. 3° Sur le périnée, ulcération ovalaire, mais sans induration à son pourtour, comme taillée à pic, à fond jaunâtre, et d'aspect syphilitique. A l'aide d'un spéculum on trouve le vagin rouge et couvert de granulations. La membrane muqueuse est recouverte d'une couche de muco-pus verdâtre très-épais. Le col utérin est très-rouge, non ulcéré. Il s'écoule de son orifice du mucus vert, comme purulent. Les ganglions des aines sont des deux côtés légèrement tuméfiés.

Le 15. Même état, peau fraîche. 60 à 70 pulsations. Céphalalgie, vomissements de matières alimentaires ou muqueuses.

Le 16. Même état. Céphalalgie incessante. Vomissements. Inappétence.

Le 17. Même état.

Le 18. Même état. Pas de selles.

Le 19. Même état. Pas de selles, on prescrit un lavement purgatif.

Le 20. Hier soir céphalalgie plus intense que de coutume. On remarquait déjà une certaine stupeur. Le lavement purgatif prescrit hier n'a pas amené de selles. La malade se plaint ce matin d'une douleur vive siégeant dans l'épaule droite et accompagnée d'un sentiment d'engourdissement dans la main du même côté. Vomissements fréquents ce matin. Pas de chaleur cutanée. Pouls toujours plutôt rare que fréquent.

P. Lim. tartr. 2 pots Eau de Sedlitz 1 bout,, lav. purgatif. Langue rouge, sèche au milieu, sur les côtés enduit gluant.

Le 21. La malade se plaint beaucoup de son bras droit qu'elle dit douloureux et comme engourdi. Elle meut ce membre avec beaucoup moins de facilité que l'autre. Elle serre les objets moins fort de la main droite que de la gauche. Le côté droit du thorax et de la région hépatique est douloureux. La douleur semble suivre un trajet linéaire commençant au niveau du bord inférieur du foie, remonter vers l'origine du plexus brachial, se diriger le long de ce plexus en passant sous la clavicule, et de là se répandre dans le bras, où elle siége principalement du côté du bord externe. La jambe droite n'est ni douloureuse ni engourdie. La malade a ce matin l'air très-abattu, légère stupeur; elle n'a pas pu dormir de la nuit, elle a été agitée. Un peu de hoquet. Au niveau du plexus cervical, la douleur est exagérée par la pression. Vomissements abondants d'un liquide muqueux, transparent. Toutes les boissons sont presque immédiatement rejetées; elle peut à peine prendre un potage.

L'ictère devient de plus en plus foncé. Les sclérotiques sont extrêmement jaunes; quelques mouvements convulsifs dans les membres, sorte de soubresauts de tendons. Pas de chaleur cutanée, même aux parties centrales. La peau n'est ni sèche, ni couverte de sueurs. Pouls plus lent que de coutume, 64, large et plein. Langue rouge et gluante, mais l'enduit a disparu. Soif vive. Douleur plus vive que les jours précédents, lorsqu'on presse la région épigastrique. Abdomen non volumineux, sonorité partout, si ce n'est au niveau de la fosse iliaque droite. Par la percussion, on constate que le foie n'a pas augmenté de volume; la percussion de la région hépatique parait douloureuse, surtout au niveau des fausses côtes. Les purgatifs n'ont pas provoqué de selles hier.

P. Lav., croton 2 gouttes; sulf. de soude, 30 gr. dans du bouillon aux herbes.

Le 22. Les purgatifs ont amené hier soir deux selles liquides brunes, peu abondantes. Le bouillon aux herbes a provoqué d'abondants vomissements. Toute la nuit agitation, délire, cris aigus. Ce matin à la visite coma profond. Il est impossible d'obtenir une réponse de la malade, même en la secouant fortement. Abandonnée à elle-même, la malade a tantôt les yeux fermés, et alors elle semble plongée dans une sorte de sommeil stertoreux, mais bientôt elle se réveille en poussant des cris. Alors elle s'agite, cherche à se lever et fait des efforts qui semblent correspondre à un besoin de vomir sans résultat. D'autres fois, elle paraît prise d'une sorte d'accès de dyspnée ; après ces efforts, la malade retombe bientôt dans le coma et la résolution complete. Quand on soulève ses membres, ils retombent lourdement. Cependant la sensibilité des téguments est conservée et même exagérée ; car quand on pince la malade elle pousse des cris aigus. Quand on presse la région épigastrique, ou la partie de l'abdomen située au-dessous des fausses côtes droites, la malade paraît éprouver une douleur très-vive. Abdomen ballonné, assez volumineux, mais flasque, non douloureux, si ce n'est dans les régions indiquées. Le foie semble diminué de volume, plutôt qu'augmenté. La sonorité abdominale remonte à 2 ou 3 centimètres au-dessus du rebord des fausses côtes droites. Un léger saignement de nez ce matin. Les pupilles sont dilatées également, encore contractiles quand on approche une lumière. Les yeux sont sans expression. La peau est manifestement plus chaude que les jours passés. Les extrémités non refroidies. 90 pulsations, pouls large, plein ; l'auscultation de la poitrine fait reconnaître les bruits respiratoires tout à fait normaux. Au cœur : souffle doux, premier temps, à la base, très-prononcé. A la percussion, pas de matité anormale. La région splénique est sonore. La malade n'a pas uriné ; on retire par la sonde environ 400 gr. d'une urine de couleur acajou extrêmement foncée. Cette urine chauffée ne précipite pas d'albumine. Par l'addition d'acide nitrique elle prend une coloration verte qui tourne au rouge à mesure que l'on augmente la quantité d'acide.

P. 2 pilules de protoiodure de mercure ; lavement purgatif avec huile de croton, 2 gouttes.

Le 22, soir. État plus grave encore que ce matin. Résolution complète. Quand on pince la malade, elle manifeste toujours une sensibilité très-vive. Pas de selles, pas de vomissements. Mais de temps à autre la malade tente de se soulever comme pour vomir. Les lèvres laissent échapper une sorte de bave écumeuse, que la malade cherche à enlever par des mouvements automatiques des bras. Crachottement continuel. La malade n'entend pas ; elle pousse des cris de temps en temps. Ventre ballonné, tendu, sonore partout, excepté au niveau de la fosse iliaque droite. Pouls 95-100, plein et dur. Peau chaude et sans moiteur. Respiration lente, suspirieuse. Pupilles dilatées, égales. Les taches de la peau prennent une teinte violacée, brune. Ce soir plusieurs selles grises, molles.

Le 23. La nuit a été encore agitée, mais le délire moins bruyant qu'hier. La malade a voulu se lever, elle est tombée au bas de son lit. Ce matin coma, bâillements très-fréquents, pupilles dilatées. On retire de la bouche des caillots qui paraissent venir du nez. L'éruption pâlit beaucoup ; les taches ont une teinte à la fois cuivrée et violacée. Quelques selles molles, jaunes, ne contenant pas de sang. La peau n'est pas très-chaude, même aux parties centrales, pouls 90. La sensibilité est moins vive qu'hier. Quand on pince la malade, elle fait un mouvement, mais ne pousse plus de cris comme elle le faisait. Ventre volumineux, flasque, sonore, excepté dans la fosse iliaque gauche. Poumons : quelques râles muqueux en arrière, rares. Respiration tranquille, soupirs de temps en temps. La malade a uriné dans son lit.

Vers dix heures du matin, quelques mouvements convulsifs passagers et momentanés dans les bras, les jambes. Les mouvements consistent en une extension brusque et passagère. Jactitation continuelle. Le pouls est devenu tout à coup très-fréquent et très-faible. Bâillements presque continuels.

Soir. Râle laryngo-trachéal. Peau beaucoup plus chaude que ce matin, brûlante, pouls 120. Face rouge, couverte d'une sueur abondante. Coma profond. Pupilles considérablement dilatées et insensibles à la lumière. Respiration fréquente et suspirieuse. Sent encore très-bien quand on la pince.

Le 24. Morte à six heures du matin.

Autopsie (faite le 25 août à sept heures du matin, en présence du Dr Gubler). — Pas de rigidité ; teinte ictérique très prononcée. Lividités cadavériques nombreuses sur le tronc et les membres, même sur les plans supérieurs. A l'ouverture de l'abdomen, il s'écoule plus d'un litre de sérosité jaune safranée, renfermant quelques filaments albumino-fibrineux. Des filaments semblables sont adhérents aux circonvolutions intestinales. Pas d'injection phlegmasique du péritoine ; seulement teinte livide en plusieurs points. Ecchymoses très-nombreuses et très-bien dessinées à la base et dans l'épaisseur des petites masses épiploïques du côlon. Taches brunes-rouges de la largeur d'une lentille ou davantage, disséminées en grand nombre à la surface du grand épiploon et du mésentère (sugillations ecchymotiques rappelant celles de la maladie tachetée de Werkhof).

Foie d'un volume un peu inférieur à celui de l'état normal, ridé, très-flasque, offrant sur un fonds brun rouge clair (chair de saucisse), des taches en relief, d'un jaune orangé vif, au niveau desquelles les ilots de la substance acineuse se dessinent en petits grains, sensiblement élevés, mais mous. Ce développement acineux existe par petits îlots sur la face inférieure et surtout sur la face convexe. Il couvre au contraire une surface large comme la paume de la main vers le ligament coronaire, surface mal délimitée, festonnée, dans les festons de laquelle la coloration rouge du fond de l'organe est plus intense. Péritoine épaissi, visqueux, gris vers l'extrémité droite du foie et ailleurs; pas de fausses membranes récentes, pas d'adhérences. Bord tranchant très-mince, un peu lardacé.

Dimensions: 25 centim. de largeur; 22 de longueur; 6 d'épaisseur (dans la partie la plus épaisse du lobe droit).

La couleur jaune et l'altération qui l'accompagne pénètrent dans la plus grande partie de l'épaisseur du lobe droit. Sur les limites, la substance saine (en apparence au moins) est plus foncée qu'au loin.

Les *conduits biliaires* sont sains, parfaitement perméables. La vésicule a ses parois épaisses, œdémateuses; à l'extérieur, pointillé rouge soit d'injection, soit d'ecchymoses. Ce piqueté se trouve aussi en dedans. Bile d'un vert noirâtre, remplie d'une sorte de précipité furfuracé.

Rate. 9 cent. de large, 15 cent. de long. Pas de boue splénique. Tissu résistant parsémé de quelques taches plus noires.

Reins. Volume et consistance normaux. Substance corticale un peu hypertrophiée; substance tubuleuse violette, très-injectée.

Intestins. Jéjunum pâle; quelques follicules isolés, saillants. Estomac plissé, très-mamelonné, muqueuse assez ferme, et d'une épaisseur normale, teinte par le sang. Dans le grand cul-de-sac, ecchymoses et injection veineuse très-fine. De même à l'orifice œsophagien. Matière liquide, noire, sanguine, dans l'estomac le duodénum, et la plus grande partie de l'intestin grêle. La membrane muqueuse de l'intestin grêle est partout pâle; il n'y a pas de plaques de Peyer apparentes; pas de matière mélanique vers la fin de l'iléon. Contraste avec le gros intestin dont la muqueuse est teinte en violet par le sang, et qui contient, ainsi que le cæcum, un liquide sanguinolent, lie de vin, très-abondant.

Pancréas sain, mais d'une coloration violacée.

Cerveau. Circonvolutions tassées; membranes foncées en couleur, se détachant bien. Dure-mère très-safranée. Substance cérébrale blanche; piqueté abondant; pas de sérosité dans les ventricules.

Poumon droit. Adhérences cellulo-fibreuses. Les deux poumons crépitent; en arrière leur tissu est d'une consistance inégale. Les points les plus durs sont d'un brun rouge sombre, analogue aux noyaux qui précèdent les abcès métastatiques. Seulement ils ont à peine le volume d'un petit pois.

Cœur. Petit, flasque, tissu jaune par imbibition, pâteux, très-mou. Pas de rougeurs livides, si ce n'est au niveau des valvules. Aorte safranée; quelques rougeurs dans son bulbe. Sang liquide, comme huileux. Dans le cœur gauche pas de sang; un petit caillot safrané à droite.

Péricarde contenant un demi-verre de sérum bilieux.

Le vagin conserve des granulations et une injection pointillée peu notable. Pas d'ulcération. Rien de notable à l'utérus.

Examen microscopique du foie. — Dans les parties jaunes, comme dans les parties rouges, il est impossible de découvrir la moindre trace de cellules hépatiques. On ne rencontre que des particules produites probablement par les détritus des cellules; beaucoup de granulations graisseuses, et enfin çà et là des espèces de grains mûriformes, nombreux par places et complètement absents dans d'autres, et qui sont ou de la gravelle biliaire, ou des sels.

Obs. XX (*communiquée à la Société pathologique de Londres, par le Dr Hilton Fagge*) (1).

Francès A..., 23 ans, entrée à Guy's Hospital le 4 janvier 1867. Elle racontait que, six mois auparavant, elle avait vu apparaître sur son corps une éruption qui s'était graduellement étendue jusqu'au jour de son admission. Pas de mal de gorge. Alopécie depuis quelques semaines. Jamais de fausse couche. Elle a actuellement un enfant de dix mois. Aucun écoulement vaginal, ni avant ni après l'accouchement. Elle est jaune depuis trois mois. Maux de cœur fréquents depuis la même époque. Pas de douleur abdominale avant la jaunisse. Les selles ont été régulières; il n'y a pas eu de règles depuis l'accouchement.

Etat actuel. — L'état de la nutrition est satisfaisant; la peau et la conjonctive sont d'une teinte jaune foncée; les pupilles sont dilatées. Les bras sont couverts d'une éruption squameuse légèrement rouge : celle-ci consiste en macules disséminées, non saillantes, sans démangeaisons. Sur le corps et les membres inférieurs, traces d'une éruption antérieure analogue. Soif et envies de vomir après les repas. Urines bilieuses et sans albumine. L'éruption est, sans aucun doute, une syphilide maculeuse. La malade est dans un état de profonde dépression; les selles sont décolorées. Il semble que le foie ait diminué à vue d'œil, car le 12, on sentait son bord inférieur sous les côtes; et le 13, la matité hépatique

(1) Cette observation et la suivante sont ici en abrégé.

n'occupait que l'espac ecompris entre la sixième et la huitième côtes. Ecume à la bouche. Tremblement musculaire. Dilatation et insensibilité des pupilles. Respiration irrégulière et suspirieuse. Le dernier jour les membres semblent paralysés. Salive écumeuse et jaune. L'urine contient des cylindres hyalins d'épithélium; on n'y trouve, à un examen superficiel, ni leucine, ni tyrosine.

Autopsie. —En ouvrant l'abdomen, on trouve le foie considérablement atrophié; il pèse 46 onces; sa consistance est ferme et sa teinte d'un jaune brillant. Sa surface offre une apparence tachetée, rouge en certains points, jaune dans d'autres. Même apparence sur les sections avec cette différence que la substance jaune prédomine près de la surface et la substance rouge à l'intérieur. Les lobules sont conservés dans les parties qui ont gardé leur couleur normale; ils ont disparu dans les taches jaunes. Lobe de Spiegel très-ramolli; lobe gauche, d'apparence toute spéciale, ressemblant beaucoup à celle que présentait le foie d'enfant syphilitique montré à la Société en 1866, par M. le Dr Wilks. Il est pâle, demi-transparent, d'aspect lardacé, mais cependant ne donne pas la réaction iodique. Sur des coupes minces, disparition complète des cellules; à leur place matière nucléaire et transparente qui mériterait l'appellation de tissu fibroïde. Dans les taches jaunes, outre de grandes quantités de graisse, beaucoup de noyaux libres, pas trace de cellules, pas d'augmentation du tissu fibreux. La vésicule est petite et contient 2 drachmes environ d'une matière tenace, verdâtre, constituée par de l'épithélium cylindrique et des corpuscules muqueux.

Estomac ecchymosé. La rate pèse 11 onces et offre une couleur foncée. La substance corticale des reins est gonflée et imprégnée de bile; les tubuli sont bourrés d'épithélium opaque.

Cette observation est particulièrement intéressante en ce qu'il paraît y avoir, pour ainsi dire côte à côte, les lésions habituelles de la syphilis hépatique et celles de l'atrophie aiguë. Dans ce sas, il semble difficile de ne pas rattacher cette dernière lésion à l'influence syphilitique.

Obs. XXI (*communiquée à la Société pathologique de Londres, par le Dr Andrew*).

Jeune homme de 20 ans, garde magasin, admis le 25 janvier. Avait toujours joui d'une bonne santé jusqu'à cinq mois avant sa mort, époque à laquelle il contracta la syphilis. Pendant les cinq ou six dernières semaines, il était très-assoupi après les repas, et quoique naturellement d'un bon caractère, il était très-irritable quand on le réveillait.

14 janvier. Son père s'aperçut qu'il était jaune; mais il pouvait encore aller et venir. Son état empira graduellement. Dans la nuit du 23 janvier, délire violent; au matin, le délire se calma; mais le soir, il reparut.

Le 25. Pendant qu'on le transportait à l'hôpital, il se cassa deux dents par suite de mouvements convulsifs de la mâchoire. A l'hôpital, coma; les convulsions se montrèrent de nouveau peu de temps avant la mort, qui arriva le 26.

Autopsie. — Le foie pèse 1 livre 15 onzes; forme naturelle. Lobe gauche très-légèrement diminué; surface congestionnée, ecchymotique. Capsule ni épaissie, ni opaque, mais flétrie et ridée. La substance du foie est modérément ferme et souple. Au microscope, quelques cellules hépatiques çà et là, présentaient seules l'apparence normale. La masse de l'organe était constituée par une matière granuleuse et des globules huileux de petites dimensions. Quelques masses de leucine et de nombreux cristaux de tyrosine. La vésicule biliaire contenait un peu de bile. La rate avait une apparence charnue et pesait 7 onces. Urine fortement colorée par la bile et contenant de la leucine et de la tyrosine.

La dure-mère adhérait fortement au crâne le long du sinus longitudinal supérieur. Sur le vertex une couche de lymphe plastique séparait les os des méninges.

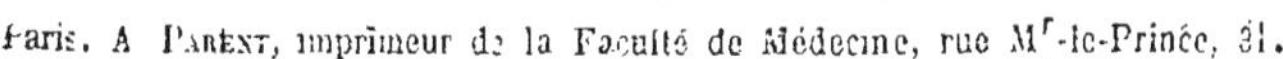

Paris. A. Parent, imprimeur de la Faculté de Médecine, rue Mr-le-Prince, 31.

NOUVELLES PUBLICATIONS CHEZ LE MÊME ÉDITEUR.

Clinique médicale, par le Dr Noël Gueneau de Mussy, médecin de l'Hôtel-Dieu, membre de l'Académie de médecine. Tome 1er, 1 vol. in-8. 12 fr.

Le tome 2e paraîtra très-prochainement.

Leçons sur la syphilis étudiée plus particulièrement chez la femme, par le Dr Alfred Fournier, médecin de l'hôpital de Lourcine, professeur agrégé à la Faculté de médecine de Paris, 1 fort volume in-8, avec tracés sphygmographiques; le vol. cartonné. 16 fr.

Leçons sur les maladies du système nerveux, faites la Salpêtrière par le Dr Charcot, professeur la Faculté de médecine de Paris, recueillies et publiées par Dr Bourneville. 1 vol. in-8, avec 25 figures dans le texte et 8 planches en chromo-lithographie; le vol. cart. 10 fr.

Traité pratique des maladies du cœur, par Friedreich. Ouvrage traduit de l'allemand par les Drs Lorber et Doyon, 1 v. in-8 cart. 10 fr.

Thérapeutique des maladies de l'appareil urinaire, par les Drs Mallez et Delpech. 1 vol. in-8 cartonné. 8 fr. 50

Traitement préservatif et curatif des sédiments, de la gravelle, de la pierre urinaires et de maladies diverses dépendant de la diathèse urique, par le Dr A. Mercier. 1 vol. in-12 avec fig. intercalées dans le texte. Cartonné. 3 fr.

La pleurésie purulente et son traitement, par le Dr Moutard-Martin médecin de l'hôpital Beaujon. 1 vol. in-8. 4 fr.

De l'embaumement chez les anciens et chez les modernes, et des conservations pour l'étude de l'anatomie, par le Dr Sucquet. 1. vol. in-8 5 fr.

Alimentation du cerveau et des nerfs, par le Dr Tamin-Despalles. 1 vol in-8. avec 3 planches. 7 fr.

Physiologie du système nerveux cérébro-spinal, d'après l'analyse physiologique des mouvements de la vie, par le docteur E. Fournié, médecin adjoint l'Institut des sourds-muets, 1 fort volume in-8, cart. en toile. 12 fr.

Recherches expérimentales sur le fonctionnement du cerveau, par le docteur E. Fournié, etc. 1 vol in-8, avec 4 planches coloriées. 4 fr.

Leçons sur le strabisme, les paralysies oculaires, le nystagmus, le blépharospasme, professées par F. Panas, chirurgien de l'hôpital Lariboisière, professeur agrégé la Faculté de médecine de Paris, chargé du cours complémentaire d'ophthalmologie, etc., rédigées et publiées par G. Lorey, interne des hôpitaux, revues par le professeur. 1 vol. in-8, avec 10 figures dans le texte. 5 fr.

Traité de médecine légale et de jurisprudence médicale, par le Dr Legrand du Saulle, médecin de l'Hôpital de Bicêtre (service des aliénés), médecin expert près les tribunaux, etc. 1 fort volume in-8. 18 fr.

Traité pratique des maladies des reins, par S. Rosenstein, professeur de clinique médicale à Grœningue, traduit de l'allemand par les Drs Bottentuit et Labadie-Lagrave. 1 vol. in-8. 10 fr.

Cartonné. 11 fr.

Paris. — A. PARENT, imprimeur de la Faculté de médecine, rue Monsieur-le-Prince, 29 et 31.

www.ingramcontent.com/pod-product-compliance
Ingram Content Group UK Ltd.
Pitfield, Milton Keynes, MK11 3LW, UK
UKHW012046240726
13965UKWH00003B/1074

9 782013 075350